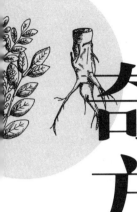

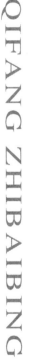

奇方治百病

QIFANG ZHIBAIBING

蔡清劭　陈继德　编著

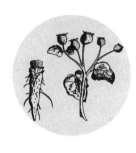

U0352591

内蒙古出版集团
内蒙古科学技术出版社

图书在版编目（CIP）数据

奇方治百病 / 蔡清劲, 陈继德编著. —赤峰：内蒙古科学技术出版社，2016.7（2022.1重印）

ISBN 978-7-5380-2664-1

Ⅰ. ①奇… Ⅱ. ①蔡… ②陈… Ⅲ. ①验方—汇编 Ⅳ. ①R289.5

中国版本图书馆CIP数据核字（2016）第123061号

奇方治百病

作　　者：蔡清劲　　陈继德
责任编辑：许占武
封面设计：永　　胜
出版发行：内蒙古出版集团　　内蒙古科学技术出版社
地　　址：赤峰市红山区哈达街南一段4号
网　　址：www.nm-kj.cn
邮购电话：(0476)5888903
排版制作：赤峰市阿金奈图文制作有限责任公司
印　　刷：三河市华东印刷有限公司
字　　数：230千
开　　本：700mm×1010mm　1/16
印　　张：14.5
版　　次：2016年7月第1版
印　　次：2022年1月第3次印刷
书　　号：ISBN 978-7-5380-2664-1
定　　价：68.00元

序 言

中国中医药学是一个伟大的宝库，蕴藏着丰富的宝贵经验，具有一定的特色和优势，在治疗各种疾病方面已取得可喜的成效。鉴于这些宝贵的经验散见于浩如烟海的文献资料，难以查找和应用，主要编著者蔡清劭先生，博收约取，耗用二十余年的时间，比较筛选，集成此书。经我认真审察，根据本人几十年的临床实践，验证了书中所有偏方验方，确实有特殊的疗效，故而才与蔡清劭先生同心协力编撰成册。

本书不仅对医者提高医疗效果，拓宽思路有帮助，而且对患者、医药爱好者以及广大民众普及医疗卫生常识，颇有阅读的价值。本书的主要编著者蔡清劭先生，年轻时饱受疾病的折磨，他遍请名医疗疾治病，有道是"久病成医"。一种种疾病的好转，身体的康复，让他感慨无限，出于对医者无比崇敬和尊重的感激之情，于是将自己所用过的药方细心地保存起来，并热心地推荐给他人。亲友们照方服药，初见疗效，让他无比惊喜激动，同时让他对医学也产生了极大的兴趣。离休之后有了闲暇时间，坚持聆听有关医学讲座，博览医学报纸杂志、医药丛书，研究中医药学，并且以身试药，历经二十余年的艰苦奋战，剪辑、摘录了有关疾病防治的奇方妙方近上千个，组成养生保健、疾病的预警信号、疾病的预防等篇章。蔡先生这种坚韧不拔的精神，让余钦佩之至，让从事医疗临床多年的我深感汗颜，为了协助蔡先生实现他多年的梦想，我逐篇、逐句严格审查，尤其对所有药方酌情加减，调整剂量，编撰成书。

对于其中的药方，定要对症使用，谨防差错，或向医生咨询。

中西医主任医师　陈继德　2013年6月

自　序

　　余幼年身体瘦弱，中年病魔缠身，时常药物不离身，数次住院治疗，几乎动了大手术，饱受折磨。依靠中医治愈了各种疾病，使我步入健康人的行列，多年来，各项体检指标基本控制在正常范围以内，使我能够安度晚年。在防治疾病、保健养生的生涯里，有许多高效、神奇、奥妙、感人肺腑的治疗故事，经久不忘，记忆犹新。

　　20世纪70年代初，我患了腹痛症，每年剧疼两次，连续几年，住院数次。每次到医院都是很难确诊，内外两科相互推拖，谁都不接治，最后，经院领导协调治疗，止了痛，出院，治而不愈。为根治顽症，请张医生（解州东五社人）治疗，他一句话也没问，从脉诊中就确诊我有左腹剧痛症，痛点在脐外一指处，大小似豆粒，持续不断地疼痛，每年复发两次。二三月间，七八月间各一次。他的诊断十分准确，我点头称是并请施药。他说现在不到节令，立夏后服药可愈。果然，立夏后他施药一副，即当归、砂仁、良姜、蔻仁、陈皮、防风、夏枯草、木通、蒲公英、甘草、红花各三钱。蜂蜜半两为引。连服2剂，痊愈。至今40年从未复发。

　　20世纪90代初，体检中查出患有白内障和前列腺肥大症。当时，白内障（轻度）不能做手术，前列腺做手术有很大危险。成都军区军医教授（副军级）苏明亮施我一偏方——车前子，每天10克，开水冲泡，当茶频饮，经常坚持。我半信半疑地试服一年后，再次体检时，前列腺肥大得到了控制，白内障不见了。正如一位医家说：车前子虽小功劳大。从那以后我就把车前子作为保健品饮用，每月服用1周。至今20余年，上述二病均未发展。

　　深秋季节，晚睡时间，因着风凉，患上了肩周炎，疼痛难忍。跑了无数腿，花了近千元，数月不愈。偶尔，从临汾市医院中医科主任高允旺教授著《偏方治大病》一书中看到医方——活螃蟹泥治疗肩周炎。我照方操作，晚八时将活螃蟹泥外敷患处，不到5个小时，往日剧疼的肩周炎一下全没了。疗效之高，速度之快，成本之低是我万万没有想到的。后将此方推荐于亲朋友邻等不少人使用，一致称赞疗效极佳。

十年前，我老伴患了腰椎间盘突出症，行走困难，身也翻不过来。医院认为年龄太大（70岁），不能做手术，依靠芬必得止痛。因为药物有抗药性，先后改换了3次药，其药力一次比一次强。但是，疼痛只能暂时止住，而胃却彻底治坏了，饭也不能吃了。经人介绍，由临汾市尧都区西王村郝基林按摩师进行按摩，没用1个小时，疼痛基本消失。连续按摩三天，痊愈。至今未复发。这样的疗效更是令人出乎意料。

在医患配合下，中医师们将我和家人的许多顽疾，如头痛、头晕、"三高症"、肠胃病、腰腿疼、颈椎病、肩周炎、前列腺肥大症、飞蚊症、癣症等疑难杂症一个一个地彻底治愈或长期控制了。这不仅使我们对中医师们感激不尽，更使我们亲身体验到中医文化的博大精深，使中医的神奇、奥秘在我们的脑海里打上了深深的烙印。为了弘扬伟大中医文化和表达对医师们的感谢，现将本人家庭、亲朋多年来在防治疾病、养生保健中，求诸名医名方，被中医的魅力吸引而积累的点滴知识和实践体验，汇集整理，贡献社会，让世人共享中医之益。

为了叙述方便，全书分疾病防治、保健养生二篇。疾病防治篇包括内科、外科、骨科、皮肤科、五官科等病症，按病列序，再列诸方及其调制、使用方法。诸方用药多为寻常，药源广，价格低。除中成药、中草药之外，又有食疗及外治疗法，如按摩推拿、运动体操、足浴、涂擦、熏洗、敷贴、脐疗、枕疗、含漱等自然疗法，便于灵活选择，共奏疗效。保健养生篇按照健康四大支柱（心理平衡、合理饮食、适当运动、禁烟戒酒）分类列序，以亲身体验为基础，将民间养生谚语进行了诠释，对百岁姨母以及高龄亲朋的健康长寿途径进行了探讨。

本书所列诸方皆系验方，仅供参考。使用时应因时、因地、因人而异对症用药，随症加减并咨询医生。

本书编撰过程中得到了很多同志的热情支持和大力帮助。选录了《中国中医药报》、《上海中医药报》、《清代验方新编》等不少权威报刊的精华方。离休老干部，年近90岁的赵连英、王如溪、陈健民、段富管等同志无私奉献出毕生搜集和实践中行之有效的养生秘诀,刘英群主治医师提供给从医40余年的验方,进一步充实了本书的内容。主治医师侯家成、教授高允旺对初稿提出了宝贵意见。最后,经中西医结合主任医师陈继德全面逐条、逐句审阅修正定稿,得以成书。在此一并致以诚挚的感谢。

　　本书虽经博收约取,多次修改,力求完善,但由于编者水平有限,错误难免,敬请读者批评指正。

自 序

目　录

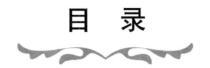

疾病防治篇

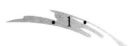

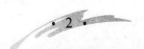

目
录

养生保健篇

奇方治百病

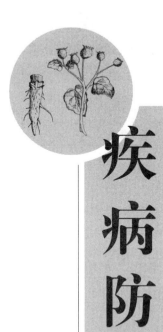

疾病防治篇

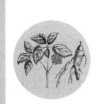

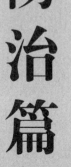

头　痛

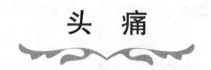

风热头痛

1. 菊花9克，生石膏9克，川芎9克，为末。每服9克，清茶调服。

2. 元参50克，煎浓汁一次温服。名医彭静山称：此方治风热头痛屡用屡效。

血虚头痛

1. 当归18克，川芎9克，细辛3克。水煎服，日1剂。

2. 鹿衔草30克，老鹳草30克，当归头12克，藁本1克。水煎服，1日3次。

3. 枸杞根30克，金樱根20克，刀豆根20克，红枣8克。水煎，调拌蜂蜜冲服，1日3次。

4. 玉竹20克，白菊花12克，鹿衔草12克，川芎10克。水煎服，1日数次。

5. 白芷30克，荆芥30克，防风15克，人参30克，川芎15克，红花15克，桃仁15克。上药研末，炼蜜为丸。每丸6克。每服1丸，每天2次，服药时以荆芥煎汤冲服为佳。（《健康之友》）

瘀血头痛

1. 当归尾15克，川芎12克，赤芍12克，全蝎3克。水煎，分2次服。（《健康之友》）

2. 路路通20克，茶叶12克，钩藤20克，薄荷12克（后下）。水煎服，每日数次。（同上）

3. 白芷14克，白芍12克，白果6克，白头翁12克。水煎服，1日3次。

4. 乌梅肉30克，香附子20克，川芎12克，茶叶6克。水煎服，调拌蜂蜜

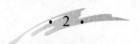

服，1日 数次。

5. 川芎、白芷各15克，蔓荆子、白蒺藜、薄荷各10克，白芍、香附、柴胡、甘草各5克，丹参30克，红花10克。水煎服，日1剂。（北京协和医院张育轩）

偏头痛

1. 川芎20克，白芷10克，白芍15克，白芥子、香附各6克，柴胡、郁李仁、甘草各5克。水煎服，每日1剂。治感冒诱发的偏头痛疗效较好。

2. 当归、丹参、黄芪、牛膝各15克，乳香、没药各10克，鸡血藤25克。水煎服，每日1剂。对体内有瘀血者，或是老年性偏头痛兼有高血压、冠心病者较适宜。

3. 川芎15克，白芍、白芥子各12克，郁李仁、柴胡各9克，生甘草、白芷各6克，香附10克。水煎，分2次服，每日1剂。尤适用于感冒诱发的偏头痛。

4. 钩藤25克，蜈蚣3条，僵蚕20克，全蝎5克（研末，分2次冲服），石菖蒲15克，白蒺藜20克，珍珠母30克（先煎），龙骨20克（先煎）。水煎服，1日1剂，10天为1疗程。清肝泻火，止痛祛风。主治偏头痛，时作时止，痛连眼球，眼冒金星，面红耳赤。

5. 鱼腥草30克。水煎服，日1剂，连服3~4天可缓解；隔一段时间再服至去根。

顽固性头痛

1. 夏枯草60克，葛根30克。水煎2次，合并煎液分早、午、晚3次服，治愈为止。

2. 蝉蜕10克，菊花20克，赤芍药、蔓荆子各15克，白芍药30克，川芎30克，全蝎10克，穿山甲10克，蜈蚣3条。水煎服，每日1剂，日服2次。（《医药卫生报》）

3. 川芎15克，钩藤、石决明、白芍各30克，甘松10克，全蝎6克，甘草3克。每日1剂，水煎服。亦治多发性偏头痛。（《民族医药报》）

4. 白芷、川芎、白芍各15克，红枣6枚，黄酒250克。浸泡2小时，水煎，

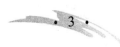

日服2次，每日1剂，连服3日。

5. 石斛10克，玉竹10克，山萸肉15克，枸杞子20克，旱莲草15克，女贞子15克，桑寄生10克，当归10克，生甘草10克，麦冬30克。水煎服，每日1剂。

食疗

1. 鲜枸杞叶7~9片，洗净切碎，打入鸡蛋1个搅拌均匀，用花生油1汤匙，每日早晨炒食，连用1个月。治偏头痛。

2. 薄荷叶15克（鲜品加倍），开水冲泡15分钟服用，早晚各1次。治偏头痛。

3. 经常吃富含镁食物，如海带、紫菜、大豆、花生等，对缓解和预防偏头痛有较好效果。（上3方引自《健康之友》）

4. 用带须葱茎7根，生姜9克。水煎服，盖被取汗，汗出即愈。治风寒头痛。

外治

1. 热水浸头。在偏头痛发作时，取一盆热水，水温以入手能忍受为度，浸泡头部30分钟，头痛即可减轻。

2. 中药浸足。川芎、牛膝、菊花各15克，白芷、苍术各10克，细辛3克，石膏5克。煎汤熏洗双足，每次20分钟，每日2~3次。

3. 萝卜捣汁，加冰片少许。患者仰卧，慢慢注入鼻孔，左边痛注入左鼻孔，右边痛注入右鼻孔。治偏头痛。

4. 生乌头（草乌亦可）、生南星、白附子各等份共为细末，每次用50克。以葱白连须7节、生姜25克，切碎捣为泥，入药末和匀，用软布包好，蒸热，包放在痛处，其效甚速。（名医蒲辅周供方，治偏头痛屡用屡效）

5. 青蒿籽20克，苍耳20克，雄黄12克，薄荷12克。将药物捣烂加热，外敷太阳穴或痛处。治血瘀头痛。

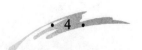

三叉神经痛

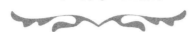

气虚血瘀型

1. 生黄芪15克，当归6克，赤芍12克，防风6克，羌活3克，蜈蚣2条，桃仁2克，红花12克，玄参15克。水煎服，每日1剂。主治气虚血滞，风痰上扰。（《千家妙方》）

2. 白芍、生牡蛎各30克，丹参、甘草各15克。水煎服。（名医夏度衡多年临床结晶）

3. 黄芪20克，当归15克，赤芍10克，川芎10克，桃仁10克，红花10克，地龙6克，全蝎6克。水煎服，每日1剂。补气活血，通络止痛。（《中国中医药报》）

风热伤络型

1. 菊花、霜桑叶各9克，黄芩、薄荷、藁本、白芷各6克，苦丁茶7.5克，荷叶半个，连翘、夏枯草、鲜茅根各12克。水煎服，日1剂，至少连服3~5剂。头痛甚加防风6克，银花15克。（名医岳美中称：此方治肝火大，散风热，头痛一侧剧烈，太阳穴有热感，眼抽痛，多效）

2. 川芎10克，白芷8克，生石膏20克，菊花15克，薄荷6克，山栀子10克，僵蚕1克，黄芩10克。水煎服，每日1剂。（《中国中医药报》）

3. 酸枣仁、川芎、茯苓、知母、白芍、菊花各15克，甘草5克。水煎服，每日1剂，10天为1疗程。主治一侧疼痛，阵发性闪电样痛。（《民族医药报》）

风寒阻经型

1. 川芎10克，荆芥12克，白芷8克，香附10克，羌活10克，蔓荆子10克，细辛3克。水煎服，每日1剂。主治阵发性额头疼痛，遇寒加重。

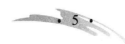

脉络瘀阻型

赤芍12克，红花10克，川芎10克，桃仁10克，郁金10克，全蝎6克，细辛3克。水煎服，每日1剂。活血化瘀，通络止阵发性剧痛。

肝阳上亢型

1. 天麻10克，钩藤15克，黄芩10克，山栀子10克，生石决明30克，牛膝10克，夏枯草15克，夜交藤6克。水煎服，每日1剂。平肝熄风，通络止痛。

2. 白芍50克，炙甘草30克，酸枣仁20克，木瓜10克。 水煎，每日1剂，早晚分服。一般服药7剂疼痛可消除。

3. 向日葵盘1个，去籽，撕成几块，煎水喝。每天3次，20天见效。注：一李姓患者患三叉神经痛十几年，屡治无效，用此偏方治愈后一年多无复发。

食疗

猪脑1个洗净，天麻10克切碎，大米250克，加水适量，共煮成粥，每日早晨空腹温服。治三叉神经痛。（袁浩龙）

外治

1. 涂搽法：当归、川芎、细辛、红花、制乳香、制没药、丹参各10克，冰片5克，加入75%的酒精100毫升，密封浸泡7天后涂搽患处，每日3次，连续服用3~5天。

2. 贴敷法：地龙、全蝎、细辛、蜈蚣各等份，研为细末，备用。用时取药粉适量，以白酒调为糊状，外敷痛侧太阳穴处，脱敏胶布固定，每日换药1次。

3. 敷足法：吴茱萸5克，研为细末，加面粉少许，用清水调成糊状，外敷双足涌泉穴。每日换药，一般用药1天后疼痛可减轻。

4. 敷脐法： 炮山甲、厚朴、白芍、制乳香、制没药各等份，研为细末，备用。用时取适量药粉用黄酒调为糊状，外敷肚脐处，脱敏胶布固定，每日换药1次，连用2~3天，可获明显疗效。（上4方引自《当代健康报》）

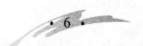

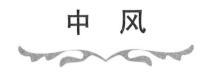

中 风

面神经麻痹（口眼歪斜）

1. 羌活、防风、白附子、半夏各4.5克，茯神木或黄松节、甘草、胆南星、木瓜各3克，秦艽6克，僵蚕9克，黄酒30克（后加）。上药加入清水400毫升，煮沸10分钟后，去渣，对入黄酒30克服用。服15剂而愈。（《中国中医药报》）

2. 钩藤15克，鸡血藤20克，白附子6克，白芍20克，白芷15克，僵蚕15克，蝉蜕15克，炒地龙15克，全蝎10克，蜈蚣（另包）2条，防风10克，川芎10克，黄芪30克。一般服药10剂左右可治愈。（《民族医药报》）

3. 黄芪60克，归尾6克，赤芍10克，川芎9克，桃仁10克，红花6克，白附子12克，全蝎10克，僵蚕10克，蜈蚣2条。每日1剂，煎2次，混合，早晚2次分服。3~7日可愈。（《民族医药报》）

4. 白僵蚕、白附子、全蝎（去毒）各等份，研为细末，每日2次，每次3克，热酒调下。（《医药养生保健报》）

5. 活鳝鱼1条捣烂，左斜敷右，右斜敷左。嘴正则将鳝鱼血洗净，避免又斜一边。屡试皆效。（清代鲍相璈）

半身不遂

1. 黄芪30克，当归15克，白芍15克，桃仁10克，生地15克，川芎10克，丹皮10克，桂枝10克，茯苓10克。水煎，分3次服，1日1剂。语言不利较甚者加胆南星、石菖蒲。（《人民保健报》）

2. 草乌500克，绿豆250克，同煮以豆熟为度。去豆，将草乌刮去皮，切片晒干为末，烧酒对服。年老久病亦能痊愈，亦治中风不语。（某人祖传秘方，屡试皆验。引自《重订验方新编》）

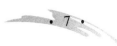

肩手综合征

黄芪30克，当归、川芎、赤芍各12克，地龙、桃仁、红花、全蝎、甘草各10克，桑枝、白芍各20克。水煎分3次服，每日1剂。治气虚血瘀，手指关节屈伸不利。（郝风玲创方）

外治中风偏瘫

桑枝30克，鸡血藤30克，怀牛膝、伸筋草各30克。先趁热用药蒸气熏鼻，待水温适宜时，进行足浴。每日2~3次，每次20~30分钟。（药液盖过脚面为宜，水凉时可以加开水增温）（《医药养生保健报》）

外治手足肿胀

1. 透骨草、穿山甲各30克，急性子、姜黄、三棱、莪术、汉防己、威灵仙各15克。水煎取汁约500毫升，熏洗患者患侧手足，每次30分钟，每日2次，7天为1疗程，连续用2~3个疗程，每个疗程之间间隔2~3天。（《大众卫生报》）

2. 生姜切片，厚约0.3毫米，20~30片，用白酒炒生姜至热，然后以热姜片抹搽肩部、手腕、手指等疼痛部位或活动不便部位，至局部红润为止，勿使破皮。然后取桂枝50克、姜片煮沸熏蒸局部约30分钟，后用纱布包残余热药渣热敷局部至药渣冷却为止，每日依此法施行1~2次，7天为1疗程，连续用1~2个疗程。（《医药卫生保健报》）

外治中风不语

黄芪、防风各数两，煎水一大盆。放床前热熏之，时时不断。熏至1日即语，其效如神。（清代鲍相璈）

感　冒

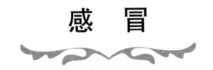

风寒感冒

1. 中成药：九味羌活丸、参苏理肺丸、通宣理肺丸。

2. 荆芥10克，防风10克，生姜3片，柴胡10克，薄荷（后下）6克，川芎10克，茯苓10克，甘草6克。水煎至300毫升，分2次服。（《每日侨报》）

3. 核桃仁10个，银花10克，生姜20克，冰糖30克。水煎至糖化，分2次服，每日1剂，2剂即愈。（周连元）

4. 荆芥、防风、羌活、独活、生姜各9克，白芷、前胡、柴胡各12克。煎汤熏洗头面，先熏后洗，每日2次，得汗而解。

5. 生姜、葱白各30克。切薄片，加水1000毫升，烧至剩下800~900毫升水时，弃去姜和葱加入红糖100克再煮3~5分钟，趁热服下，立即盖被而睡，出汗。每天1次，连服2次。（《老年日报》）

风热感冒

1. 中成药：桑菊感冒片、银翘解毒片、羚羊解毒片、灵丹草颗粒。

2. 桑叶9克，菊花9克，黄芩9克，蔓荆子9克。水煎服，1日1剂，分2次服。

3. 鱼腥草30克，伸筋草18克，狗尾草12克，虎杖12克。水煎服，1日3次。

4. 鱼腥草9克，厚朴9克，连翘9克，桑枝30克。前3味药研末，以桑枝煎汤服。

5. 桑叶9克，菊花9克，黄芩9克，蔓荆子9克。水煎服，每日1剂。

6. 生石膏30克，川芎9克，白芷9克，菊花9克，细辛3克。水煎服，每日1剂。

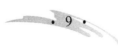

流行性感冒

症见病人突然高热、头痛，怕冷，全身酸痛，鼻塞，流涕，恶心等。

1. 清瘟解毒丸，每服1丸，日服3次，温开水送下。

2. 六神丸。每日2次，每次10粒。

3. 鱼腥草30克，野菊花30克，板蓝根30克，金银花15克。水煎服。

4. 蒲公英30克，桑叶30克，水蜈蚣30克，鸭跖草30克。水煎服，1日3次。

5. 金银花5克，菊花4克，花茶3克。开水冲泡3分钟后服下，每日1剂，连服3天，服完自愈。

暑湿感冒

藿香正气丸或藿香正气水。

气虚感冒

1. 参苏丸、玉屏风散、补中益气丸。

2. 黄芪15克，防风12克，白术6克。水煎服，每日1剂。

阴虚感冒

玉竹、枇杷叶各12克，麦冬、桑叶各15克，白薇、薄荷各9克，桔梗10克，豆豉25克。每日1剂，水煎，早晚分服。

阳虚感冒

桂枝6克，防风9克。煎汤，送服金匮肾气丸，每次1丸，每日2次。

血虚感冒

荆芥、防风各15克，当归、川芎各12克，熟地、白芍各10克。水煎，每日1剂，分2次服。

预防感冒的方法

1. 经常锻炼提高抗病力，每天步行万步；全身按摩1次，至全身发热或微汗，促进血液循环，四肢灵活，脏腑上通下和。

2. 每天早晨冷水洗脸，按摩迎香穴。晚睡前热水泡脚，按摩涌泉穴。

3. 每月喝2~3天蒲公英茶，清热解毒。必要时连续喝3~5天。

4. 防寒保暖，适时更换衣服，坐卧不迎风。编者过去经常感冒，使用上述方法后，效果很好。

5. 高良姜150克，佩兰50克，橘皮50克，冰片16克。共研细末，均匀调和，将药粉3克装入小布袋，日夜挂在胸前接触香味，3天换药粉1次，适于预防四季流行感冒。

6. 银花30克，贯众20克，板蓝根15克，荆芥穗10克，苏叶10克。煎服，每日1剂，连服3~5日。适于冬春季流感的预防。

7. 香薷10克，苍术10克，野菊花8克，鸭跖草20克。煎服，每日1剂，连服3~5日。适于夏秋季流感的预防。

8. 黄芪120克，白术60克，防风20克。上药共研细末，每日早晚各服5克，连服数日，可预防体虚流感。

食疗冬季感冒

1. 红糖、红枣各50克，生姜15克，加水3碗，煎后热服，盖被出汗即止。

2. 大蒜5瓣，生姜10克，共捣烂放入砂锅，水煮20分钟。每日1剂，分2次饮用。连饮3日。

3. 白菜心500克，切成碎末，白萝卜120克，切成薄片，加水800毫升，煮至400毫升。每次服200毫升，1天2次，连饮3~4天即可治愈。

防治夏季感冒

1. 桑叶30克，泡水喝，每日1次。

2. 桑叶9克，杏仁5克，沙参15克，栀子皮12克，梨皮15克，贝母3克，豆豉6克。水煎，代茶饮。

3. 桑叶、麦冬、白茅根各10克，加少量生姜，带须的葱白及适量的醋煲粥吃。

失　眠

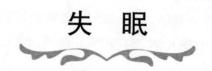

心脾两虚失眠

1. 中成药归脾丸、养血安神片。

2. 白术、茯神、当归各10克，黄芪、龙眼肉、酸枣仁各15克，人参、木香、远志各6克，甘草5克，生姜5片，大枣1枚。水煎服，每日1剂。

3. 党参、黄芪各15克，白术、茯苓各12克，枣仁20克，桂圆肉20克，麦冬、当归、柏子仁各15克，五味子12克。每日1剂，水煎服。

4. 银耳、党参、山药、龙眼肉、莲子、红枣各10克，瘦猪肉适量混合煮熟，每晚睡前炖服。

5. 浮小麦60克，甘草20克，大枣15枚（去核），先将浮小麦、大枣淘洗浸泡，入甘草同煎煮，待小麦、大枣熟后去甘草，分2次吃小麦、枣，喝汤。（汉代名医张仲景名方，养心安神功效显著。蔡文萍服用，疗效确切。

心肾不交失眠

1. 中成药交泰丸、磁朱丸、补心丹。

2. 黄连6克，黄芩6克，生白芍12克，阿胶12克（另炖冲服），鸡蛋1枚（入药汁内服），服药3剂，即可入睡5小时。但时有尿热感，加入知母10克、黄柏15克。继服10剂，每晚睡眠可达6小时；上方续服12剂，睡眠可达7小时。（《农村医药报》）

3. 黄连3份，肉桂1份。研末，炼蜜为丸。每服3克，早晚各服1次，数日即愈。（《民族医药报》）

4. 莲子30克，百合15克，冰糖适量。前2药用清水泡发洗净，煎汤，加冰糖调服，每晚睡前服1剂。

5. 玄参12克，生百合30克。水煎服，每晚睡前服1剂。

阴虚火旺失眠

1. 补心丹、朱砂安神丸。

2. 生百合15克煮熟，加入1个鸡蛋黄，以200毫升水搅匀加少许冰糖，煮沸后睡前1小时服。

3. 鲜桑葚1000克（干品500克），洗净，入砂锅加水适量煎煮，每30分钟取煎液1次，加水再煮，共取煎液2~3次，合并煎液后再以小火浓缩，至较黏稠时加蜂蜜，至沸停火，待冷，装瓶备用。每次1汤匙，以开水冲服。每天2次，连服6~7天。

4. 苦参500克，加冷水1000毫升，泡12~20小时，煎1小时取汁400~600毫升；再加水1000毫升，煎取300~500毫升；再加水1000毫升，取汁500毫升，将3次煎液混合，浓缩成1000毫升，加糖，每次口服20毫升，每日1次。（《上海中医药报》）

5. 黄连1.5~6克，水煎取汁，阿胶9~15克另行烊化，冲入药汁中内服。（《中国中医药报》）

虚烦不眠

1. 酸枣仁30~60克，茯苓、川芎、知母各9克，甘草5克。加水800毫升，先煎酸枣仁，取600毫升，再下余药，煮取300毫升，分3次温服。此方出自《金匮要略》一书，为治失眠良方。用药之巧在于酸枣仁用量，一般成人30克，甚至达75~90克。

2. 胎盘100克，龙骨50克，枸杞子30克，共炖，吃肉饮汤，连服5剂，大多见效。（廖辽金）

3. 甘麦大枣汤：见上页心脾两虚第5方。

4. 百合100克，加清水500克，用文火煮至熟烂后加糖适量，分2次服食。对病后余热未净、体虚未复的虚烦失眠患者疗效尤佳。（《现代保健报》）

5. 酸枣仁10克，麦冬、远志各6克。以水500毫升煎至150毫升，睡前服，三药均具宁心作用，更具催眠效果。

长期失眠

1. 酸枣仁、夜交藤各30克，党参、黄芪、熟地、杭白芍各15克，柴胡、佛手各12克，生甘草6克。每日1剂，水煎服，早晚2次饭后温服，7天为1疗程。不愈，再服1~2疗程。

2. 当归12克，生地、川芎、赤芍、枳壳、桔梗、川牛膝、桃仁、红花各10克，黄连5克，法半夏30克，甘草6克。水煎服，日服1剂。主治老年阴血不足、血行不畅之失眠。（《当代健康报》）

3. 桂圆、莲子各100克。煮汤，每日服食1次。适于老年人长期失眠。（《健康时报》）

4.制半夏12克，陈皮10克，茯苓、茯神各6克，胆南星12克，瓜蒌30克，黄连、黄芩各10克，枳实10克，郁金10克，合欢皮15克，朱砂1克（冲），生甘草6克，神曲6克。每日1剂，水煎，分3次服。10天为1疗程。（《上海中医药报》）

5. 花生叶250克，鲜叶子加倍。水煎服，每日服3次，有特效。有人服4剂安然入睡。

顽固性失眠

1. 酸枣仁80克，丹参30克，黄连、乌梅各15克，人参15克，白术20克，黄芪20克，远志6克，酸枣仁5克，茯苓20克，龙眼肉15克，木香10克，白芍18克，甘草6克。每日1剂。（《上海中医药报》）

2. 桂圆、五味子各6克。以水煎成约50毫升，睡前服。养心、宁神、补肾。

3. 丹参15克，加水300毫升用文火煎20分钟，去渣，加冰糖适量再稍煮片刻，分2次服用。具有活血安神作用。（《现代保健报》）

4. 酸枣仁80克，丹参30克，黄连10克，龙骨30克，牡蛎30克，合欢皮30克，水煎。早服1/3，晚睡前1小时服2/3。

5. 睡前热水泡脚，直至身上发热为宜。睡前服维生素B_1（10毫克）10片；扑尔敏（2毫克）2片。连用7~10天。（刘英群）

食疗

1. 金针菜59克，加水适量，大火烧开，文火煮半小时，去渣，加适量冰糖，再煎5分钟，睡前1小时服下。

2. 洋葱100克，切片，浸泡在600毫升烧酒中，1星期后取出。以洋葱酒10毫升，牛奶90毫升，鸡蛋1个，半个苹果汁，4物调和，于睡前30分钟饮用。

3. 精羊肉100~200克，肉苁蓉20克，大米100~150克，盐适量，葱白（约5寸长）2根，生姜10克。将羊肉、肉苁蓉切细丝。先煎肉苁蓉取汁，后加上述其他原料共煮。隔天服食1次，可连服数次。适于肾阳不足者。

4. 猪心1个，剖开，莲子（去心）50克，酸枣仁20克，柏子仁15克，均放入猪心腔内，用细线扎紧让其闭合，放在锅中加水以文火煮半个多小时，稍添冷水再煮，沸后即可，并加盐等调味。食猪心、莲子，喝汤。每日1剂，分2~3次服。适于心脾两虚、气血亏虚、病后体弱、产后失血、老人心血不足、遇事易惊、心虚胆怯等型的失眠。服用一段时间，病情定会好转。（《家庭医生报》）

外治

1. 洋葱，捣烂放入瓶内，临睡前吸其气味，15分钟左右就可入睡。

2. 每晚睡前，取鲜姜一块洗净切成细丝，放入不加盖的盒中，放在枕边，姜香扑鼻，就可很快入睡。

3. 将朱砂30克，磁石30克，琥珀3克，共研末，装入布袋内，睡前放在帽内，戴在头上。

4. 磁石50克，菊花10克，黄芩10克，夜交藤30克。加水煎汤，睡前浸足20分钟。（上2方药不能入口）（《天津老年时报》）

5. 珍珠母粉、丹参粉、硫黄粉各适量混合备用。每次取粉0.25克填于脐内，外贴胶布，每天换药1次，连用3~5天为1个疗程。

6. 丹参、远志、硫黄各10克。共研为末。每次取药粉0.5~1克，以水调为糊，敷脐内，外贴胶布固定。每天换药1次。（上2方引自《医药养生保健报》）

眩晕

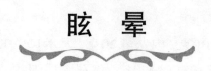

肝阳上亢

1. 天麻10克，钩藤15克，栀子10克，黄芩10克，石决明30克，川牛膝10克，杜仲10克，夜交藤15克，夏枯草15克，龙胆草10克。水煎2次对匀，早晚分服，每日1剂。

2. 夏枯草、万年青各15克。水煎服，每日1剂。

3. 天麻、茯苓各18克，白术、陈皮各12克，甘草6克，姜半夏9克。水煎，每日1剂，分3次服，1个月为1疗程。

痰浊上蒙

半夏10克，白术15克，茯苓20克，陈皮10克，天麻10克，泽泻15克，牡蛎30克，甘草10克。水煎2次对匀，早晚分服，每日1剂。

气血两虚

黄芪20克，党参20克，白术10克，茯苓15克，当归15克，炒枣仁20克，远志10克，圆肉15克，木香10克，甘草10克，大枣10枚。水煎2次对匀，早晚2次分服。

肾阴偏虚

熟地20克，山萸肉15克，山药30克，杞果30克，菊花15克，龟板10克，女贞子15克，牛膝10克。水煎2次，对匀，早晚分服，每日1剂。

肾阳偏虚

熟地20克，山药30克，山萸肉15克，菟丝子15克，枸杞子30克，肉苁蓉20克，制附子10克，肉桂10克，鹿角胶15克。水煎2次对匀，早晚分服，每日

1剂。(《上海中医药报》)

各种眩晕

人参25克，葛根20克，蔓荆子15克，白芍、黄柏各10克，升麻、炙甘草各5克。每日1剂，早晚分服，2周为1疗程。肝火上炎者加黄芩、栀子；痰浊上蒙加半夏、茯苓；瘀血阻窍者加赤芍、川芎。治动脉硬化、椎—基底动脉供血不足、高血压、低血压、脑血栓、神经衰弱等眩晕都收到了满意效果。(《中国药信息》严立平等)

美尼尔综合征

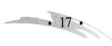

少阳郁热

柴胡、黄芩、法半夏、菊花各12克，玄参、夏枯草各15克，吴茱萸、甘草各3克。每日1剂，水煎2次，混合，早晚分服。(《家庭医生》)

风火眩晕

天麻、怀牛膝、黄芩各12克，代赭石30克，夏枯草15克，钩藤、生麦芽18克，龙胆草10克，甘草3克。水煎2次，混合，早晚分服。(《家庭医生》)

痰浊中阻

1.泽泻18克，白术、法半夏、苍术、牛膝各12克，茯苓15克，桂枝10克，甘草3克。水煎2次，混合，早晚分服。(《家庭医生》)

2.熟地、白芍、麦冬、薏仁、白术各20克，枸杞、丹参、天麻、姜半夏、茯苓、陈皮各10克。用药3剂眩晕即止，继用5剂，诸症消失。(《黑龙江中医药》)

食疗

独活60克，鸡蛋6个，共煮，待鸡蛋熟后将鸡蛋皮打碎，再放入药液中煮15分钟停火，等鸡蛋稍凉，吃鸡蛋。每次1个，1日2次，连服3天为1疗程。多数患者1个疗程即愈。（《现代健康》）

咳　嗽

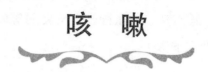

风寒咳嗽

1. 杏苏止咳颗粒，1次1袋，1日3次。

2. 橘红片，通宣理肺丸。

3. 皂荚烧焦存性，捣为细末。取淡豆豉18克，煎汤，送服上药3克，日服3次，2~3日即愈。

4. 干姜18克，半夏、陈皮各15克，杏仁12克。每日1剂，水煎，分2次服。病重者可日服2剂。服药期间禁食生冷之物，忌接触冷水，更忌房事。

风热咳嗽

1. 桑白皮500克，淘米水浸泡3天，刮去黄皮，晒干捣细，加炒黄之糯米粉200克，和匀。每服6克，2~3日，即见效。

2. 灵丹草颗粒。3~5日即愈。

久咳不愈

1. 五味子9克，栀子6克，乌梅18克，人参12克。每日1剂，分3次服，数剂即愈。

2. 白芨150克为末，每日10克。临睡前糯米汤1次送服。亦治肺痿、咯血、红痰。（《重订验方新编》）

3. 麻黄丸：麻黄5克，熬浓汁1碗，去渣加冰糖100克，熬至滴水成珠，为丸如莲子大。每服2~3丸，日服数次，服完即愈。（来源同上）

各种慢性咳嗽

山萸肉10克，熟地30克，麦冬10克，党参30克，麻黄10克，五味子15克，乌梢蛇15克，橘红15，黄芪30克，桑白皮30克，鱼腥草30克，当归10克，甘草10克。1天1剂，睡前煎服。生姜3片，大枣6个为引。（刘英群）

外治

艾叶30~50克，放入约1500毫升的沸水中煎约15分钟，将药液倒入盆内，每晚睡前温热泡脚15~20分钟。3~5次即可治愈风寒咳嗽。

食疗

1. 杏仁9克，白萝卜100克，生姜3片。每日1剂，水煎服。治风寒咳嗽。

2. 白萝卜1个，葱白6根，生姜15克。加3碗水，煎至1碗。连渣一起服。治风寒咳嗽。

3. 白萝卜100克，水300毫升煎至100毫升时，去萝卜留汁，加明矾10克，蜂蜜100克，混匀。每日服3次，每次服50毫升。治久咳不愈。

4. 白萝卜汁、梨汁、生姜汁各1杯，3汁混匀，加适量冰糖，用温开水冲服，1日分2次服下。治风热咳嗽。

5. 生姜（切碎），红枣（去核切碎），核桃仁（切碎），黑芝麻，红、白糖，蜂蜜各适量，入锅共炒至浓香味，即成膏。日服2~3次。成人、小儿皆效佳。（此系临汾卫校医院中医科原主任孟庆云祖传7代秘方，编者家庭使用30余年，屡用屡效）

哮　喘

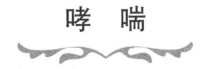

哮喘

1. 桑叶、浙贝母、炙枇杷叶、炒栀子、淡豆豉、白果、地龙、桑白皮各10克，生石膏（先煎）、芦根各30克，沙参15克，炙麻黄3克。水煎，分3次

服, 每日1剂。(姜良铎)

2. 北杏仁10克(去皮), 麻黄6克, 甘草3克。每日1剂, 水煎, 分2次服, 连服2~3天。(《老年日报》)

3. 干胎盘1只, 地龙100条。共研细末, 装入胶囊。每次口服5~8粒, 每天分3次空腹温开水送下, 10天为1疗程。(《老年日报》)

4. 白果仁、甜杏仁、核桃仁、花生仁各1份。共研末和匀, 每晨取20克, 和1个鲜鸡蛋共煮1小碗食之, 连服数月, 效佳。 (聂勇)

5. 地龙9克。水煎服, 效果很好。

老年性咳喘

1. 附子10~15克(先煎), 葶苈子10~20克, 桂枝10克, 半夏10克, 车前子20克。水煎服, 每日1剂, 分2次服。主治老年性咳喘。(《民族医药报》)

2. 人参30克, 蛤蚧2对, 白酒500克。用酒浸泡两药月余, 服用。每次10~15毫升, 每日1~2次。(卢祥)

3. 蛤蚧1对, 核桃仁250克, 五味子60克。共炒酥研末。每服6克, 开水送服, 早晚各1次。

4. 沙参30克, 白术10克, 茯苓10克, 法夏曲10克, 陈皮10克, 桃仁10克, 瓜蒌壳15克, 丹参5克, 枳壳20克, 炙甘草15克, 山楂35克, 槟榔50克。水煎服, 每日1剂, 早晚分服。

5. 人参10克, 黄芪5克, 五味子15克, 熟地12克, 桑白皮15克, 紫苑20克, 甘草10克。水煎服, 每日1剂, 早晚分服。补肺、定喘、降气。

6. 黄瓜籽15克(炒黄研末), 核桃仁25克, 杏仁25克, 蜂蜜25克。共捣, 和匀。水送服。每日1次, 睡前服15克。(《实用中草药》)

久年哮喘

1. 制川乌、广木香各9克, 当归6克, 肉桂、丁香各3克, 吴茱萸、木瓜、甘草各15克。将上药研碎装瓶, 加入白酒1000克。每日摇动1~2次, 浸泡10~15天后, 随意饮用。(《民族医药报》)

2. 核桃仁1000克研细, 补骨脂500克为末, 蜜调如饴。晨起用酒调服1大匙, 不能饮酒者用温开水调服。忌食羊肉。适用于久嗽气喘, 便秘。

3. 金银花、苍耳子各30克，麻黄、辛夷、半夏各3克，杏仁10克，川贝6克，桑白皮、莱菔子、瓜蒌各20克，甘草10克。水煎服，每日1剂，早晚各服1次。（郭光宇）

4. 杏仁、蜂蜜各50克。水煎服，1日1剂。

5. 核桃仁15克，冰糖100克。分5次用开水冲服，每天1次。

过敏性哮喘

灵芝10克，半夏8克，苏叶10克，厚朴5克，茯苓15克，冰糖15克。水煎，1日分2~3次服。清热、祛痰、平喘。（《上海老年报》）

食疗哮喘

1. 鲤鱼1条，去鳞、鳃、内脏，洗净切块，先以素油煎至焦黄，烹酱油少许，加糖、料酒适量，加水炖烂，收汁后，盛平盘，上撒姜、葱、韭菜末和醋少许。治体虚久咳、久喘。（《扬子晚报》）

2. 猪板油、麦芽糖、蜂蜜各120克，共放入砂锅，调匀熬成糖膏，每次服1匙，每日3次，口中含化。忌食生冷及刺激性食物。治久嗽哮喘。有患者服1月，再未复发。

3. 小冬瓜（约300克），冰糖150克（粉碎）。冬瓜洗净切开，放入冰糖，扣合好冬瓜，蒸熟食用。连吃7天，可治支气管哮喘。（大可）

4. 大蒜1000克，冰糖500克，白糖500克。先用食油少许炒蒜片，炒后加适量水，并加入冰糖、白糖煮成粥糊糖膏，瓷瓶收储。日服2次，每次1匙，空腹服之。治久年哮喘，随访2年，未见复发。（《上海中医药报》）

5. 菠菜籽、萝卜籽、黄瓜籽各500克，蜂蜜500克，香油500克，川贝150克。前4物研为细末，加后2物调匀即可。饭后服，每日3次，每次7.5克，白开水送服。一般服用3剂即可治愈。（卫风晓）

按摩治哮喘

摩擦第2、3肋之间和第8、9肋之间共4处。强度适当，各摩100次，皮肤略微发红即可。用手指按摩，也可用丝绸、布条。平喘效果很好。也可预防感冒。此方来自日本。（《现代健康报》）

运动治哮喘

跑步3年，哮喘不见。王某3岁患哮喘病，多方治疗无效。28岁开始跑步，坚持3年，增加了肺活量，增强了体质，彻底治愈哮喘。(《现代健康报》)

咽 炎

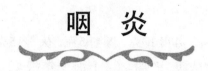

咽喉肿痛

1. 喉症丸。每次10粒，每日2~3次内服。

2. 蒲公英30克（鲜品加倍）。水煎10~15分钟，去渣温服，二煎再服1次，同时淡盐汤漱喉，日3~4次。治喉肿如塞，恶寒发热较轻者。

3. 金银花12克，野菊花15克，赤芍药10克。小火水煎5~10分钟。水煎液分2次服，每日1~2剂。治咽喉肿痛，恶寒发热明显者。

4. 六神丸。每次4~6粒，日服2次，也可以含化咽下。治喉肿痛糜烂。

5. 挂金灯（俗称嗝咽吧吧）1~2颗，开水冲泡，代茶饮，1~2天治愈。是尧都区金殿镇一带民间特效验方。临汾市人大副主任张伟能，咽喉肿痛，日服1颗，代茶饮，2天即愈。他说："这东西比药还好。"

注意：此物性凉，忌过量服用。

慢性咽炎

1. 金嗓利咽丸。每次1~2丸，每日2次。治慢性咽炎。用药期忌烟、酒、辛辣物。

2. 蛇胆川贝口服液。每次1支，口含10分钟后徐徐咽下。一般服药1周。治慢性咽炎。

3. 金银花、连翘、元参、麦冬、桔梗各10克，乌梅、甘草各6克，胖大海3枚。日1剂，水煎服。

4. 麦冬、玄参、菊花、甘草、木蝴蝶适量，胖大海2枚，冰糖2块。开水冲泡，代茶饮。

5. 麦冬、丹皮、白芍、玄参、桔梗、郁金各10克，生地15克，薄荷5克，贝母、甘草各6克。水煎服，日1剂。（《健康报》）

6. 怀牛膝500克，桔梗250克，麦冬250克，青果100克，甘草250克。共研成末，每10克为1包，备用。饮用时放入保温杯里，用开水冲泡代茶饮，日服1~2包。

食疗

1. 百合9克，绿豆15克。同煮，加糖食用。

2. 海带100克，洗净，水煎，用白糖50克，腌制1天，分2次食用。连服3天。

3. 雪梨3个捣烂，加蜂蜜50克。水煎，1日分2次服。

4. 榨生白萝卜汁400克，生姜汁50克，两物拌匀，加白糖50克。日1剂，水煎服。

外敷治咽炎

1. 杏仁7个，栀子15克，胡椒7粒，江米7粒，共研细末，和一个鸡蛋清调匀，摊在布上，贴在脚心（男左女右），晚睡前贴，清早即效。轻者1剂治愈。（王宝生）

2. 牛黄解毒片3片研细末，用白酒调为糊状，敷于喉结一侧。外用胶布固定。12小时后敷另一侧。治急性咽炎，显效。

3. 吴茱萸30克，生附子6克，共研细末，加麝香0.3克，面粉适量，与醋调匀，做成面饼，将药饼蒸至微热，睡前敷于双侧涌泉穴。若半夜脚心发热，则可取下。每天1次，10次为1疗程。（《民族医药报》）

4. 生附子研末，或吴茱萸亦可。热醋调敷两脚心，无论虚火实火极神效。（清代鲍相璈）

气管炎

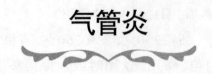

1. 六神丸。每次服10粒，每天3次。1小时后症状减轻，3天后即可控制症状。（《民族医药报》）

2. 麦冬、五味子各100克，泡入1000克蜂蜜之中，6天后服用，每天早、午各服1次，每次1汤匙，每次服后口服人参1小片，再吃2片大蒜、3颗核桃仁，1剂为1疗程，3剂可获满意效果。

3. 人参10克，橘皮、苏叶各6克，砂糖15克。加水300毫升，水煎，代茶饮。

4. 人参、五味子各10克，麦冬20克，桔梗、罂粟壳各15克。水煎服，分3次服，每日1剂，10天为1疗程。治老慢支。

5. 白参10克，橘皮、苏叶各6克，砂糖15克，加水300克。水煎，代茶饮。

6. 四子平喘汤。葶苈子12克，炙苏子9克，莱菔子9克，白芥子2克，苦杏仁9克，浙贝母12克，制半夏9克，陈皮5克，沉香5克（后下），大生地12克，当归5克，紫丹参15克。文火水煎，日1剂，分2次温服。随症加减：畏寒肢冷加肉桂；咳嗽甚者加百部、前胡；咳痰黄稠去沉香、生地，加黄芩、焦山栀；咳痰不畅加竹沥、瓜蒌皮。此为陆芝青教授数十年临床经常使用之方，疗效确切。

7. 五味子250克，煎取浓汁，凉后将7个鸡蛋浸泡在药汁中，每天取1个鸡蛋煮熟食之。

食疗气管炎

1. 鸡蛋黄10个，冰糖100克。混合搅匀后加黄酒500克，放置10日即可。每日2次，每次25克。治喘息性支气管炎。

2. 花生米150克，冰糖适量，加水，煎至烂熟，食花生，饮汤。每日1

次，连服5~7次。

3. 百合、莲子各30克，猪瘦肉200克，共加水煲熟，调味服食。

4. 鲜橘皮30克，洗净，水煎15分钟，去渣取汁同粳米100克一起放入砂锅，先用大火煮沸。改用小火煮成稠粥。早、晚2次分服。治各型慢支。

5. 红皮鸡蛋1个，白糖、食醋各1小匙，先将鸡蛋打破，加入蛋、醋共搅匀蒸成膏食用。从立冬之日起，连吃72天，早晨空腹吃。（编者胞兄蔡振杰患气管炎多年，时轻时重，经友人推荐，服1年，疗效确切。但要禁酒）

外治气管炎

1. 木鳖子5克，炒桃仁、白胡椒各7粒共研细面，用白皮鸡蛋清调稠糊，贴两脚脚心，静卧休息15小时，两脚放平。一次治愈，特效。（北京李志明）

2. 巴豆、杏仁、白胡椒各7粒，木耳3片，江米15克。上药共研细末，用鸡蛋清调糊贴于脚心（男左女右）包扎固定，卧床休息15小时，不要下地。连用2次，显效。

3. 闻蒜泥治慢性支气管炎，有奇效。方法：将蒜泥装在有盖的瓶内，对着瓶口深呼吸。每天20次。蒜泥每天更换1次。（王 连 、王 福）

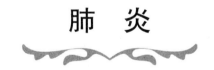

肺　炎

急性肺炎

大青叶、鱼腥草、马兰草、淡竹叶鲜品各30克（干品减半）。每日1剂，分2次服。重症日服2剂。早期肺炎有恶风发热、头痛鼻塞表征者，加薄荷、荆芥；肺炎后期邪热未尽，津液已伤，口渴欲饮者，加沙参、麦冬；咳嗽较甚者加桔梗、前胡；痰浓而多者，加苇茎、冬瓜籽；大便干结者加大黄、元明粉。治疗76例，痊愈75例。（福建中医学院朱国城）

慢性肺炎

1. 鱼腥草60克，猪肺1个，洗净，共煮烂，可适当加作料，吃肺喝汤。2天1次，坚持服用。病情重者，可加一点清热解毒药物。(《家庭卫生报》)

2. 白芨180克，冰糖180克，共研末混匀，每服9克，早晚各服1次，开水送服。一般1个月痊愈。(张建国《验方荟萃》)

3. 鱼腥草1把，水煎去渣，用药水荷包鸡蛋，连吃数日自愈。

4. 接骨木100克，研为细末，白酒调服，日1次，每次3~6克。治肺气肿。

5. 蒲公英30克，捣碎，用鸡蛋清调和，做成花生米大小的药丸，每次服2丸，每天服3次。

食疗肺炎

1. 甜梨1个，去皮去核，切成薄片，拌蜂蜜食之，1天3个，5天自愈。

2. 鸡蛋1个，鲜生姜1块（如红枣大小），切碎。前2物加水拌匀，蒸熟，每天吃1个，连吃1个月。治肺气肿。

3. 癞蛤蟆1只，去内脏，将1个鸡蛋塞其腹内，用线缝合，用黄土泥巴包住蛤蟆，放入火中煨3个小时至熟，睡前去壳吃蛋，每隔1天吃1个，吃30~60个自愈。治肺心病。

4. 冬瓜籽仁15克，薏苡仁、文蛤粉、麒麟菜、芦根各30克，桃仁10克，水煎2次，混合。每日1剂，分2次服。

5. 麦冬5~6个，西洋参5~6片，甘枸杞10~12个，共入茶杯，开水泡，代茶饮，每月喝 5~6天。另外，也可取西洋参5~6片，金银花1~2克，开水泡，代茶饮，每月饮数天。可治轻症，也有预防作用。

按摩治肺炎

点揉饮郄穴、柱侧穴、银口穴，3个穴位每穴各按揉5分钟，每日点揉2次，早、晚各1次。饮郄穴位置：位于胸部，从两乳头外侧旁开2寸，第5、6肋骨之间。柱侧穴位置：位于背部正中线，左右旁开各5分，与第三胸椎辣突下凹陷相平处。银口穴位置：位于肩胛部，肩胛骨下角所对处，左右各1穴。(《医行天下》)

预防肺炎

1. 人参6克，胡桃仁5枚，生姜3片，睡前水煎服。适宜于肺气虚者。

2. 清金百合固金汤：百合30克，桔梗3克，川贝6克，桑白皮6克，杏仁9克，天花粉5克。日1剂，水煎，早晚分服。另：生脉散加百合：西洋参60克，麦冬50克，五味子20克，百合100克，麦冬9克，茯苓10克，陈皮5克，生甘草3克，可清火润肺。服法同上。适宜于肺阴虚者。

3. 西洋参60克，麦冬50克，五味子20克，百合100克，共研细末，加蜂蜜800克拌匀，备用。每次服20克，日服2~3次，白开水冲化服之。适宜气阴两虚者。（《中老年保健》）

食补预防肺气虚肺炎

1. 山药粥。鲜山药20克，切丁，与大米50克煮粥食之。

2. 甘蔗粥。甘蔗500克，榨汁，同粳米50克煮粥食之。有补气化痰之功。

3. 白糖蛋花汤。鸡蛋2个，磕破，将蛋液搅匀，泼入适量的开水中煮沸，加白糖30克，姜汁少许调服。有润肺、温肺、化痰之作用。

食补预防肺阴虚肺炎

1. 百合100克，花生米100克，加猪肺250克煮烂，甜食或咸食。可润肺养阴。

2. 冬虫夏草6~9克，精猪肉100克，炖1小时后服食。可补肺理虚。

3. 松子仁15克研碎，与粳米100克放锅中，加水适量煮成粥，早、晚服之。可补虚、滋阴、润肺。

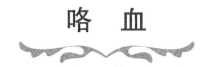

咯 血

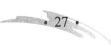

支气管咯血

1. 葶苈子15克，桑白皮15克，鱼腥草15克，生地15克，代赭石30克，海蛤壳30克，地骨皮10克，青黛10克（包煎），旱莲草10克，仙鹤草10克，大枣10克，三七粉3克（冲服），甘草3克。水煎服，每日1剂，3天1疗程，可连服2个疗程。

2. 云南白药。常规服用。

肺结核咯血

1. 冬瓜籽30克，仙鹤草30克，芦根30克，薏苡仁15克，甘草3克。水煎服，每日1剂，连服3剂。亦治吐血。（《民族医药》）

2. 新鲜白茅根60克，洗净，加清水500毫升，浓煎去渣取汁，另加新鲜健康童便一小盅冲服。注：童便以10岁以下健康儿童的中段小便为佳。

3. 新鲜仙鹤草125克，洗净切碎，再加新鲜藕汁1盅，炖熟后待凉频饮之。（《上海中医药》）

注：上两方无鲜品可用干品，量减半，加水煎汁亦可。

4. 白茅根30克，旱莲草30克，猪瘦肉150克，加水3碗，煎至1碗半，分3次服，以愈为度。（《民族医药》）

5. 鲜白茅根60克，侧柏叶20克，栀子15克，仙鹤草15克。水煎去渣取汁，每日1剂，分3次服。（《农村医药报》）

肺脓疡咯血

冬瓜籽15克，加白糖适量，加水煎服，每日3次。

久咳咯血

鳖甲（醋炙）、阿胶（炒）各30克，鹿角霜10克，甘草15克。研末，每次10克，水煎饭后服。（《生活与健康》）

食疗咯血

1. 凤尾橘络（整齐、均匀、络长、色黄者为佳）10克，热水冲泡，频饮代茶，每日1剂，连服30天以上。数量逐渐减少到5克、3克。

2. 橘络5~6克，粳米100克，加水常法煮粥，每日1剂，早晚分服。（以上2方引自《现代健康》）

吐 血

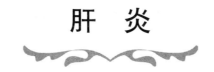

1. 鸡冠花醋炒，研末，每次服6克，日服2~3次，温开水冲服。

2. 白鸡冠花30克，侧柏叶30克，旱莲草30克。水煎服，日1剂。

3. 鲜鸡冠花24克，鲜白茅根30克。水煎服，日1剂。（《现代健康》）

4. 大黄粉20克，白芨粉40克，三七粉40克，三粉混合，每次4.5克，每天服4~5次。（《百验效方集》）

5. 冬花30克，川贝母15克，浙贝母20克，白芨50克。共为细末，每次10克，加白糖冲服。（《单方选编》）

肝 炎

黄疸型肝炎

1. 白茅根30克，金钱草30克，马鞭草15克。每日1剂，水煎，分3次服，连服5~15天。（《农村医药报》）

2. 南瓜皮30克，黄柏3克，加3碗水煎至1碗，每日1剂，分2次服。

3. 葶苈子适量洗净，炒至黄色，再焙干为细末，每日2次，每次6克，用黄酒服送。

4. 石决明24克，旋覆花9克，枳实9克，桑寄生24克，知母9克，鲜茅根30克，代赭石20克，莲子心6克，莱菔子12克，黄柏9克，栀子9克，茵陈9克，清半夏6克，茯苓12克，滑石12克，大腹皮6克，瓜蒌30克，酒大黄1.2克，元明粉3克，麝黄丸4.5克。每日1剂，水煎分2次服。主治阳黄，效神速。（《孔伯华医集》）

疾病防治篇

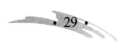

5. 当归、栀子、白术各10克，山楂、益母草、茯苓、猪苓、虎杖各5克，秦艽20克，大黄12克（后下），白花蛇舌草、连翘、赤芍、白芍各30克，茵陈60~80克，甘草6克。此为基本方，随症加减。15天1疗程。治肝炎重度黄疸。大部分在35天内恢复正常。（《医药卫生报》）

食疗

1. 茵陈20克，金钱草20克，玉米须20克，粳米30克，白糖适量。先将前3味一同加水煎煮30分钟，去渣再与粳米一同煮粥，加白糖调味。每日1剂，分2次食用，服至黄疸消退。

2. 冬瓜皮、西瓜皮各30克，葫芦壳30~60克。共煎汤，取上清汁，每日1剂，服2次。

3. 鲜珍珠草60克（或干品30克），猪肝60~100克，清水适量，煎汤。饮汤吃猪肝。每日1次，连服5~6次。

4. 大田螺10~20只，用黄酒半杯拌和，炖熟，饮汤，每日1次。

5. 甘蔗250~500克（去皮，切成小片），加水500毫升煮沸，5分钟后，趁热冲泡绿茶6克。每日1剂，分3次服。（《中国中医药报》）

无黄疸型肝炎

1. 炒柴胡、炒枳壳、川楝子、炒香附、神曲、白术各9克，郁金、木香、龙胆草各6克，板蓝根15克。水煎服，每日1剂。主治肝郁气滞者。

2. 板蓝根15克，陈皮、苍术、厚朴、法半夏、藿香各12克，炙香附、山楂、神曲各9克，砂仁、鸡内金、甘草各6克。水煎服，每日1剂。主治脾胃不和者。

慢性肝炎

1. 茵陈18克，板蓝根15克，茯苓、厚朴各12克，栀子、泽泻各9克。水煎服，每日1剂。主治温热未尽者。

2. 白芍、茯苓、山药各15克，白术、当归、党参各12克，炒柴胡、炙香附各9克，甘草6克。水煎服，每日1剂。主治肝郁脾虚者。

3. 生地、枸杞子、白芍各15克，沙参、麦冬、石斛、当归各12克，川楝子、炒枳壳各9克，甘草6克。水煎服，每日1剂。主治肝肾阴虚者。

4. 太子参、白芍、白术各15克，生地、当归、石斛、陈皮各12克，桂枝、甘草各6克。水煎服，每日1剂。主治气阴两虚。

5. 炙鳖甲18克，桃仁、丹参、白芍、生地各15克，当归、炒柴胡、丹皮、黄芩、炙香附、茵陈各9克，红花、大黄各6克。水煎，每日1剂。主治气滞血瘀。

肾　炎

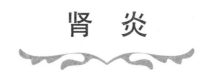

脾肾两虚

黄芪汤加减。黄芪、茯苓、炒山药各20克，白术、当归各10克，防己12克，炒杜仲、川断各15克，桑寄生18克，甘草6克。若气短懒言者加党参；大便溏薄者加莲子肉、白扁豆；尿中"++"以上者重用黄芪，加山萸肉、芡实、生龙牡；尿中潜血阳性者加藕节、三七粉。水煎，每日1剂。

肾阴虚衰长久不愈

知柏地黄丸加减。生地、熟地、丹皮、知母、黄柏各9克，茯苓、山萸肉各15克，女贞子12克，旱莲草10克，山药20克。水煎，每日1剂。如眩晕耳鸣，血压升高者加钩藤、益母草、生石决明；面部潮红者加栀子、白薇；失眠多梦者加琥珀粉、炒枣仁、夜交藤。

肾阳虚衰长久不愈

金匮肾气丸加减。熟地、茯苓、巴戟天、川断各15克，炒山药18克，山萸肉12克，泽泻、桂枝、炒杜仲各10克，制附子（先煎）9克。水煎，每日1剂。若手足不温而腹水者加大腹皮、草豆蔻、白术；面色苍白无华者加龟板胶、鹿角胶；心慌气短者加黄芪、白术。（《当代健康报》）

肾阴、肾阳虚兼治

1. 白茅根、车前子、白花蛇舌草各30克。用法：先加水泡30分钟，再煎30分钟，每剂煎2次，将2次煎液混合均匀分3次服，每日1剂。症状消失仍坚持服药20天，以防复发。

加减法：若伴有发热、尿检细菌感染较明显者加柴胡、蒲公英、紫花地丁，并可1日服2剂；伴少气困倦、头晕乏力、舌淡脉细加黄芪、党参；伴手足心热、口干不渴、心烦少寐、舌红脉细数加生地、女贞子、龟板、丹皮、泽泻；阳虚明显者可加熟附子。（江西钟新渊）

2. 猪膀胱1个，杜仲、地骨皮各10克，冬虫夏草7克，茯苓、芡实、淮山药各20克。用法同上。（福建盛国先生祖传验方）

3. 女贞子、生山药、白茅根各30克，茵陈12克，血余炭6克，甘草、车前子、生蒲黄各9克，青盐3克。用法同上。（山东李克绍）

4. 白茅根30~60克，薏苡仁、赤小豆各15~30克。用法同上。（江西万友生）

5. 大蓟根15克，薏苡仁根30克。每日1剂，水煎服，适于蛋白尿。

6. 黄芪30克，冬瓜皮30克，酸枣皮30克，生姜皮10克，大枣5枚。先用武火煮，沸后改用文火煮20分钟，取药液200毫升服用。每日1剂，分2次服用，连服数剂。对慢性肾炎水肿有效。（郭旭光）

食疗肾炎

1. 葫芦100克，冬瓜皮、西瓜皮各50克，红枣5枚（去核），加水800毫升，煎至400毫升，分2次食葫芦和红枣、喝汤。适于面目浮肿。

2. 黑芝麻、胡桃仁各500克，共捣极碎，温开水服送，1天3次。每次20克，治蛋白尿。

3. 鲫鱼1条，红茶30克，加水3碗，入锅炖至半碗，吃鱼喝汤，日服1次，3次痊愈。治老年肾虚。

4. 红皮鸡蛋2个，洗净，各开一个小口，分别装入白胡椒（研面）7粒，置碗中上笼蒸熟，早饭前和晚饭后各吃1个，2个月1疗程。治肾寒。

5. 生山楂60克，水煎服，日服2~3次，治肾盂肾炎。

6. 蚕豆衣1000克，红糖250克，煮成浸膏500毫升。装瓶存放，每日3

次，每次服20毫升。治慢性肾炎。

外敷治肾炎

1. 白茅根200克，菟丝子12克，放入1升水中，煎成半量服用，同时把石蒜（大蒜代亦可）的球根碾碎，涂于脚底，以热湿布捂，对消除浮肿有奇效。治急性肾炎。

2. 萱草根、马鞭草、侧柏叶各60克，葱白7根，生姜（连皮）6克，上药物分别捣蓉，混匀，做成两个药饼，每次取一块药饼敷于脐部，以塑料纸覆盖，包扎固定，每日更换2次。

肾炎饮食禁忌

1. 刺激性食品，如酒、茶、咖啡，各种辛辣调味品，如葱、姜、蒜、芥末、胡椒，各种香料及含挥发油多的蔬菜，如韭菜、茴香、芹菜、小红萝卜等。

2. 菠菜、苋菜，以及豆和豆制品、动物内脏和浓鸡汤、肉汤等。

3. 用油炸的食物。

4. 含核蛋白高的食物。

胃脘痛

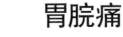

寒凝胃痛

1. 中成药：香砂养胃丸、胃气止痛丸、温胃舒胶囊、香砂六君子丸。

2. 清半夏、制香附、高良姜、炒枳壳（或枳实）、炒砂仁（捣）各9克。每剂水煎2次，混合，分3次温服。为方便也可研末，每服半匙，开水送服。服本方止痛后，可续用5~10剂，共研细末，每服6克，日1~2次，以巩固疗效。（北京名医宋孝志）

3. 肉桂5克（后下），干姜10克，荜拨6克，荜澄茄6克，吴茱萸5克，高

良姜6克，制香附10克。煎汤饮服，每日1剂，连服5~7日。(《上海大众卫生》)

4. 白芷、黄芪、白芨、甘草各等份研细末，每次8克，每日2次，加蜂蜜2匙冲服。温中散寒，消肿止痛。(《农村医药报》)

5. 鸡蛋壳炭2克，鸡内金6克，丁香2克，姜汁2滴。上药共研细末拌蜂蜜调服，1日2次。

食疗寒凝胃痛

1. 花生油煎鸡蛋2个，同50克花椒叶煮汤，加少许食盐调味，一天分2次服完。

2. 优质陈醋500克，老生姜100克。把生姜洗净切片，泡入醋中，封闭，2天后食用。每次2~3片，每天3次。此为1个疗程。剩醋仍可食用。

3. 生姜3片，胡椒7粒，红糖50克共捣成糊状，加水500毫升，煎剩300毫升。分早、午、晚3次服。3天服1剂，连服3剂为1疗程。

4. 韭菜籽12克，核桃仁8克，红枣6克，生姜汁2克。水煎服，1日3次。

5. 核桃2个捣烂，用姜汤煎服。祛寒和胃，治虚寒呕吐。

6. 胡椒10粒，大枣3枚，甜杏仁6个混合捣末，用温开水调服，每日1次。(《民族医药报》)

外治寒凝胃痛

1. 胡椒3克，葱白12克，生姜6克，冰片2克。将药物捣烂，调拌麻油、面粉外敷贴肚脐处。

2. 枣树皮12克，老辣椒根12克，陈皮6克，荞麦叶12克，艾叶20克，石菖蒲12克，老生姜3克，葱白10克。将药物捣烂，调拌食盐加热后，外熨烫胃脘部。

3. 取内关、足三里、中脘等穴位，把生姜切成0.1寸厚的薄片置于以上各穴施灸。每穴1炷，大约灸45分钟，1日2次。

4. 花椒20克，吴茱萸15克，研末混匀，用时取药末适量，水调糊状，敷在脐中，外用纱布固定，再用热水袋温熨，每次15分钟，不愈再熨，至胃痛消失为止。暖脾胃、散寒、驱除肠中气体及防止异常发酵。

5. 葱白适量，捣碎炒熟，放肚脐部位，用胶布固定暖脐。每日1~2次，连用数日。

6. 艾叶30克，肉桂10克，小茴香10克，木香10克，生姜30克，大葱3根。共捣烂，加白酒炒热，装袋，适温置于脐部，冷却后可再炒热。也可将热水袋置于药袋上，同样有温中、散寒、止痛效果。（李玉俊）

7. 肉桂、附子各适量，研末，醋调敷脚心，治胃寒疼痛十分有效。

胃热疼痛（兼有吐酸水、口干口苦）

1. 中成药：六味安消散、养胃舒胶囊、三九胃泰。

2. 生石膏50克（先煎），知母10克，黄芩10克，栀子10克，芦根30克，甘草10克。煎汤饮服，每日1剂，连服5~7日。

3. 向日葵根30克，白术10克。水煎服。

4. 马齿苋120克（干品60克），绿豆60克。水煎服，日服2次，连服3天。

肝气犯胃疼痛

1. 中成药：加味左金丸、气滞胃痛颗粒、胃苏冲剂、香砂六君子丸。

2. 柴胡10克，炒白芍10克，青皮10克，陈皮10克，川楝子10克，制香附10克，佛手片9克。水煎服，每日1剂，连服5~7天。（《上海大众卫生报》）

3. 佛手、炒白术、陈皮各10克，炙甘草5克。每日1剂，水煎服。（南辉）

4. 广木香10克，炒乌药10克，炒枳壳10克（后下），砂仁3克（后下），白豆蔻3克（后下），制香附10克，川楝子10克，延胡索20克。水煎服，每日1剂，连服5~7剂。（成叶）

5. 苏梗、制香附、炒枳壳、佛手片各10克，炒白术15克，鸡内金、炒陈皮各6克，炙甘草5克。水煎，早晚2次分服。（江苏中医教授洪文旭）

年久胃气胀痛

附子6克，肉桂4克，干姜10克，苍术10克，厚朴6克，白芍15克，红花10克，元胡12克，枳壳4克，吴茱萸10克，黄芪12克，莱菔子10克，神曲6克。共研细末，每次冲服4克，每日2次，2剂病愈。（王素珍自拟方）

萎缩性胃炎

1. 黄芪20克,赤芍、当归、桃仁、红花、川芎各6克,白芍10克,炒白术10克,山药15克,佛手6克。日1剂,连服20剂,诸症减轻。随症加减调剂,再服20剂,诸症消除。(《中国中医药报》)

2. 乌梅15克,山楂15克,佛手片10克,川楝子10克,延胡索20克,木香10克,炒枳壳10克,七叶一枝花30克,白花蛇舌草30克,水红花子10克。连服7剂,再续服,1个月为1个疗程。(《上海大众卫生报》)

3. 乌梅肉6克,炒白芍、北沙参、麦冬、金钗石斛、丹参、生麦芽各10克,炙内金、炙甘草、玫瑰花各3克。水煎,早晚2次分服。此方也治溃疡症。(全国著名内科专家、南京中医学院教授、博士生导师、名医周仲英)

4. 党参、白术、广木香、当归各10克,黄芪30克,茯苓15克,三七粉3克。上药制成粉剂冲服,每袋10克。治萎缩性胃炎之脾胃虚弱。(金志文)

5. 白术、白蔻仁、鸡内金、元胡、枳壳各10克,白芍15克,乌梅20克,炙甘草6克。水煎服,每日1剂,早晚分2次服。加减:脾虚甚者加党参、茯苓,中焦热者加黄连、金银花,胃阴不足者加沙参、麦冬,痰湿中阻者加陈皮、半夏,胃黏膜活检有肠上皮化生者加白花蛇舌草、半枝莲。

6. 丹参30克,白芍30克,龙葵30克,菝葜30克,炙甘草5克,细辛3克,砂仁(后下)3克,制乳香3克,失笑散(包)18克。水煎服,每日1剂,胃脘痛甚者加服三七片,每天2次,每次5片。腹胀甚者加陈皮、厚朴、大腹皮;纳食呆滞者,加神曲、蔻仁;嗳气频作者,加沉香粉、制半夏、枸杞。嘈杂、口干者,加煅瓦楞、乌梅。

7. 蒸熟山药100克,生鸡内金100克,醋制半夏60克。疼痛较重、吞酸者,加川贝母50克;出血者,加三七20克或白芨50克。上药共研细末,每日2次,每次3克,饭前温开水送服。　(以上3方摘自《中国中医药报》)

胃酸过多

牡蛎壳、苍术各90克,焙干研末,混匀。日服3次,每次6克,饭后服。治慢性胃炎泛酸,1周治愈。

食疗胃酸过多

1. 每天3次，饭前空腹吃生花生12粒。

2. 猪肉200克，切片加水150毫升煮沸，加入冰糖150克，再煮10分钟，晚睡前服。每间隔7天服1次。

3. 大葱4棵，红糖12克。共捣烂，放锅内隔水蒸熟。日服3次，每次9克。

胃溃疡

1. 中成药：香砂养胃丸，可使溃疡面愈合。如果出现口干舌燥则不宜服用。

2. 蒲公英、地榆各等份。共捣研为末，日服3次，每次6克，生姜茶送服。

3. 乌药、三叶草各9克，仙鹤草30克。水煎，分2次服，每日1剂。

4. 蒲公英研末，饭后服1.5克。

5. 三七粉，每服1.5克，每日3次，连服20天。溃疡愈合。（《中医教育信息报》）

食疗胃溃疡

1. 卷心菜捣烂绞汁一杯（300毫升），饭前温服，每天2次。

2. 鸡蛋壳1个，洗净捣碎，入铁锅文火炒黄（不能焦）研面，每天1个蛋壳，分3次，饭前服。

3. 生姜150克，切片装入猪胃中，入砂锅炖熟，切细丝就饭吃，1天1次，分5次吃完。

4. 蜂蜜250克，豆油或花生油600~750克，蜜、油入锅，将油熬开，没沫为止。每日早、晚和饭前各服1小匙。病重者，中午可增服1次。（李有增）

瘀血凝滞胃痛

1. 中成药：元胡止痛片，理气活血，散瘀止痛。

2. 金铃子30克，延胡索30克，香附子12克，鸡血藤12克。水煎服，1日3次。

3. 隔山消14克，乌贼骨12克，白芍12克，山楂20克。水煎服，1日2次。

4. 野南荞30克，隔山消30克，土知母10克，五灵脂6克。共研细末，调拌蜂蜜冲服，1日3次。

5. 大黄花根14克，石菖蒲3克，茴香虫8克，芭蕉花3克。共研细末，调拌蜂蜜冲服，1日3次。

6. 鸡血藤20克，苦檀子12克，桃树寄生12克。水煎服，1日2次。

饭后步行，胃肠蠕动

运动不但可以强身防病，而且能治疗不少疾病，治疗胃病更有独到之处。古籍《摄养枕中方》中记载："食止行数百步，大益人也。" 北京中医药大学教授赵绍琴说：行走锻炼，无病可以防病，有病可以促进病愈，对人体的各个器官的生理功能都有促进作用。饭后行走，可以增强胃肠蠕动，增加血液营养的供应，对胃肠进行有效的"按摩"，会促进和改善胃动力促消化和吸收。

按摩腹部，防治胃病

唐代大医学家孙思邈说："食毕摩腹，能除百病。"在其《千金要方》中指出："摩腹上数百遍，则食易消，大益人，令人能饮食，无百病。"他身体力行，以"食后行百步，常以手摩腹"作为养生方法之一。宋代大诗人陆放翁养生方法之一是"一日要摩腹数次"，他们分别活到100岁、85岁，在那个时代是很不容易的。现代医学认为，摩腹能促进腹腔内血液循环，刺激消化液的分泌，使胃肠蠕动加速，使粪便顺利排出，减少便秘产生的有害物对胃肠的毒害，有效防止胃肠病的发生，增强胃肠功能，调整人体阴阳气血，治疗食物积滞于胃、食物滞化不行、胃脘胀痛、气滞不顺、血瘀欠畅、胃肠积满等症。

养胃健身，饮食禁忌

1. 禁烟戒酒。

2. 忌浓茶和其他辛辣、过咸、过甜、过酸的刺激性食物，特别是止痛药物。

3. 忌吃坚硬、粗糙、油腻以及不易消化的食物。

4. 忌狼吞虎咽。

5. 忌食刚出冰箱的食物以及过冷的食物。

按摩、步行、饮食禁忌、心情愉快是痛苦小、简便易行、安全性高、副作用小的健胃的根本方法。编者本人曾患胃病多年，在家有药箱，外出带药包，天天不离药，时好时坏，从未治愈。采用每天按摩腹部、内关、足三里等穴，步行1~2次，每次半小时以上，注意饮食禁忌，不到半年就有显著效果，一年彻底治愈。20多年来没有肠胃病，没服一粒肠胃病药物。不少朋友也深有同感。一致认为这是防治胃病的根本方法。但要坚持长久锻炼。（具体做法见本书保健篇——《"老胃病"甩掉了药瓶子》一文）

胃下垂

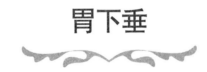

1. 补中益气丸、乌鸡白凤丸。

2. 黄芪20克，白术、枳壳各15克，防风、砂仁、木香各5克。水煎服，每日1剂。3剂减轻，再服5剂痊愈。

3. 炒黄芪30克，枳壳15克，甘草10克。水煎，每日1剂，分2次服。

4. 苍术15~20克。水煎2次或滚开水浸泡3杯，1天分多次饮完，连服1~3月，治疗脾虚气陷型胃下垂。注意：阴虚有热、大便干结及多汗者不宜用。（《上海中医药报》）

5. 何首乌30克，五倍子2克，肉桂1克。研末，每日1剂，分3次冲服。

6. 黄芪60克，大黄3克，枳壳、防风、鸡内金、白芍、当归、柴胡、升麻、神曲、陈皮、半夏各10克。水煎，分2次服，每日1剂。适用于脘腹胀闷，垂坠不适，食少纳呆，短气乏力。（以上3方由金志文提供）

食疗胃下垂

1. 蚕蛹焙干，研粉。每服2.5~5克，每天2次。为口服方便可装入胶囊。

2. 取猪肚1个，黄芪20克，陈皮30克。将猪肚去筋膜，洗净。黄芪、陈皮用纱布包好放入猪肚中，用麻线扎紧加文火炖，炖熟后加适量调味品趁热食肚饮汤，2天内吃完。5个猪肚为1个疗程。

3. 取洗净的猪肚1个，白术250克。将白术塞入猪肚，两端用线扎紧放入砂锅用水浸没，慢火煮1天（煮时经常搅动），然后将白术取出晒干研末，每次3克，每天3次。空腹用米汤或温开水送服。

4. 取猪肚1个，莲肉、山药各50克，糯米100克。将猪肚去筋膜、洗净切碎，莲肉、山药捣碎和糯米同入锅内，加水用文火煮粥。早、晚食用，隔日1剂。10天为1疗程。（以上3方摘自《中国食品报》）

5. 红参12克，黄芪30克，母鸡肉500克。共放入瓷碗内加水适量，食盐少许，隔水炖2小时，早、晚分2次饮汤吃鸡肉。每周服1剂，连服4~5剂有显著效果。（子云）

贫 血

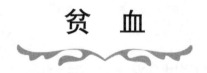

1. 血虚者可选四物合剂、当归红花颗粒、当归丸、妇康宝口服液。

气血亏虚者可选用八珍丸、阿胶补血口服液、八珍益母丸、乌鸡白凤丸。兼有四肢不温等虚寒证者服十全大补丸，兼有失眠健忘者服人参养荣丸，兼有失眠多梦体倦乏力者服人参归脾丸，脾胃虚弱者可选用参苓白术胶囊、人参健脾丸。

阴虚血亏手足心热，可选用养血安神丸。肾阳不足精血亏虚者可选用龟鹿二仙丸。（《上海中医药报》）

2. 人参10~20克，白术15克，当归10克，首乌20克，仙灵脾20克，菟丝子20克，肉桂3~6克，枸杞子20克，女贞子20克，赤芍30克。用法:人参另煎对服，余药以水900毫升浸泡2小时，用中小火煎40分钟倒出，二煎以水700毫升煎40分钟倒出，早、晚空腹温服。（《健康生活报》）

3. 当归、党参、黄芪各25克，装纱布袋内，扎紧口，与500克羊肉，适量姜、盐、酒加水，慢火煮至羊肉烂熟时食用。治产后气血不足和各种贫血。

4. 黄芪30~60克，煎浓汁后，加粳米100克，红枣10~15枚共煮粥。快熟时加入陈皮10克，煮沸即可食。治心脾两虚型贫血。（上3方摘自《民族医药报》）

5. 当归、甘草各6克，茯苓、山萸肉、陈皮各10克，党参、白术、生地、山药各15克，制马钱子1克。水煎服，日1剂。（金志文）

食疗

1. 红枣7枚，红豆50克，花生红衣适量。3味共熬汤，连汤共食，适于一般性贫血或缺铁性贫血。

2. 大枣与粳米各适量煮粥，早、晚各吃1次。治气血两虚型贫血。

3. 黄豆煮至八成熟时，加入等量猪肝一起煮熟，调味品调味。每日2次，每次吃100~200克。连服半月，治缺铁性贫血。

4. 猪血300克，洗净，切方丁；鲫鱼100克，去鳞、内脏，切断；大米100克；白胡椒少许。共煮粥，不放盐，常食。治贫血、头痛。（上4方摘自《民族医药报》）

5. 何首乌50~60克，在砂锅中煎浓汁。再加入粳米100克，红枣2~3枚，冰糖适量煮粥食用。治肝肾阴虚型贫血。

高血压

1. 杞菊地黄丸。适于肝肾阴虚引起的头痛头晕、五心烦热、老年体弱、病程较长的高血压病。服药8~12周后临床症状可明显改善。

2. 知柏地黄丸。适于头晕头痛、口干咽燥、手足心热、耳鸣耳聋、腰膝酸软者。

3. 六味地黄丸。适于头晕目眩、手足心热、腰膝酸软、耳鸣、遗精者。

4. 杜仲平压片、复方杜仲片。治肾虚肝旺之高血压效佳。

5. 其他还有年龄较轻，病程较短，头痛，头胀，头热，小便短赤等肝经实热者，可用脑立清、龙胆泻肝丸以及牛黄清心丸、牛黄降压片、全天麻胶囊等。但非实热急症不可轻易用。

肝阳上亢型高血压

1. 熟地、生石决明各15克，山萸肉、山药、茯苓、丹皮、泽泻、枸杞子、桑寄生、钩藤各9克。先煎生石决明，余药后下，水煎分3次服，每日1剂。（江西名医吴锦华创方）

2. 黄精20克，夏枯草15克，益母草15克，车前草15克，豨莶草15克。水煎服，每日1剂。（李梁良）

3. 磁石30~60克，豨莶草、车前草、小蓟草、夏枯草各20~30克，玄参10克。水煎服，早晚分服，每日1剂。（《家庭保健报》）

4. 夏枯草30克，黄芩12克，杜仲9克。日1剂，水煎取汁，分3次服。

5. 生石决明20克，菊花、草决明各10克。水煎取汁，分3次服，日1剂。

6. 黄芩10克，夏枯草12克，钩藤10克。水煎取汁，分3次服，日1剂。

心肾不交型高血压

1. 太子参、女贞子、旱莲草、生地各15克，山萸肉、麦冬、丹皮各10克，夜交藤18克。水煎分3次服，每日1剂。（重庆名医龚志贤创方）

2. 黄连素片，每天0.75~4克，分3~4次口服，6~14天为1疗程。用此法治疗17例高血压，其中13例10天内血压降至正常范围。

3. 芦根15克（鲜品30克），麦冬15克，适量决明子。水煎服，亦可沸水冲，闷10分钟代茶饮。（唐代孙思邈名医创方）

4. 车前草30克，益母草、夏枯草、草决明各20克。水煎，当茶饮，每天1剂。（《农村医药报》）

肝肾阴虚型高血压

1. 女贞子12克，五味子10克，石斛6克。水煎取汁，分3次服，日1剂。

2. 生龙骨、生牡蛎各30克，枸杞子15克。水煎取汁，分3次服，日1剂。

3. 石决明30克，菊花10克（后下），枸杞15克。水煎取汁，分3次服，日

1剂。

4. 杜仲、制首乌、生地、熟地、白芍、枸杞、菟丝子、桑叶、菊花、钩藤、石决明、怀牛膝、丹参、丹皮、茯苓、泽泻各10~15克，重用则各15~30克。水煎，2次服，每天1剂。（《家庭医生报》）

气虚血瘀型高血压

1. 丹参15克，枸杞10克，黄芪20克。水煎取汁，分3次服，日1剂。

2. 丹参100克，三七50克，西洋参50克。以上3药研细末混匀，以菊花水吞服5克，早晚各服1次。（《健康人报》）

3. 茺蔚子25克，夏枯草25克，赤芍15克，牛膝10克，炒白芍5克，女贞子30克，旱莲草30克，丝瓜络30克。此方祛瘀导滞。有一患者患病8年，经常头痛目胀，面部烘热，服3剂头痛目眩明显减轻。于上方加野菊花30克，焦栀子5克，酸枣仁15克。又服8剂症状消失，血压为125/83毫米汞柱。（《中国中医药报》）

阴虚阳亢型高血压

1. 生地15克，山萸肉10克，淮山药10克，丹皮10克，泽泻9克，茯苓10克，官桂3克，川牛膝10克，每日1剂，分2次煎服。（《现代护理报》）

2. 夏枯草15克，龙胆草6克，益母草30克，白芍12克，甘草6克。每日1剂，分2次服。（《现代护理报》）

3. 决明子（文火炒至嫩黄色）10~15克。开水冲泡代茶饮。连服10~15天，最长不超过1个月。

4. 生山楂20克，草决明15克，白芍15克。水煎取汁，分3次服，日1剂。

治各种高血压

黄芪30克，川芎15克，五味子15克，菊花30克，钩藤30克（后下），山楂10克，枸杞子15克，草决明15克。1天1剂，水煎服。

大便干者，加郁李仁30克，莱菔子30克。更年期加仙灵脾30克，红景天30克。肾型高血压，加木香15克。大便不干者加夏枯草30克，杜仲15克。（刘英群）

食疗

1. 芹菜降血压为世人公认。《扬州晚报》：国外心血管病专家研究指出，芹菜确有降压作用，但必须生嚼。即鲜芹菜，洗净，连叶带茎一起嚼食。每日2次，每次20克。持续服1周，可有明显降压作用，并对各类型高血压均有效。

编者试服1周，证实有效。然后在每日服用心得安的同时，嚼食生芹菜40克。1年后，停服心得安，单服芹菜，经过两周测量，血压稳定在控制标准以内。自后至今8年，天天嚼食生芹菜，没服任何药物，血压正常。

临汾水文部门赵正一同志，患上高血压，照用此疗法，效果显著。半年多时间，血压就恢复正常。正如广州中医药大学首席教授、博士生导师靳瑞谈饮食疗法时说："芹菜具有降血压、镇静安神、活血调经等保护血管的作用，患有高血压的老年人，如果能坚持每天服两杯新鲜的芹菜汁，就可以使血压缓缓降低，各种症状逐渐减轻以至消除。"

2. 黑豆50克，在500毫升水中浸泡5~6个小时，先煮开，再用文火煎至250毫升。豆汁在1天内分2~3次喝完，黑豆在早晨吃完。此方为日本兵库县一医生给6个高血压病人服用1个月后，其中5人血压有不同程度的下降。另外还有壮骨、提高记忆力、预防痴呆、减缓衰老的作用。编者亲验，效佳。（《健康指南》）

3. 花生仁用醋浸泡7日（时间越长越好），每晚睡前嚼服7~8粒，连服7天为1疗程。一般高血压患者的血压可以降到正常值。（《中国体育报》）

4. 新鲜熟西红柿，每天早晨用1~2个蘸白糖吃，降压效果明显。（《扬子日报》）

5. 银耳（水发）10克，枸杞子10克，干贝（先发透）15克。加鲜汤调料烩煮成膏。有养阴和通络的作用。

足浴治疗高血压——肝阳上亢之眩晕、头涨痛、耳鸣、失眠

1. 夏枯草30克，钩藤、菊花、桑叶各20克，白蒺藜10克。上药共煎水泡脚，每日1~2次，每次10~15分钟。

2. 钩藤20克，桑叶15克，菊花20克，夏枯草30克。加水4000毫升煎取液。先熏脚后洗双足，每日1次，1剂可用2次，10天为1疗程。

3. 桑寄生、怀牛膝、茺蔚子、桑叶、菊花各10克，钩藤、明矾各30克，桑枝20克。上药装入布袋加水4000毫升煎煮取液，先熏脚后温洗双足，每日1次，1剂可用2~3次，1周为1疗程，连续用4个疗程。

4. 牛膝、钩藤各30克。加清水适量，浸泡5~10分钟后，放入浴盆中，待温时足浴，可不断加热水以保持水温，加至盆满为止。每早起和晚睡前足浴，每次30~40分钟，以不适症状减轻或消失为1疗程，连续用1~2个疗程。

5. 桑枝、桑叶、茺蔚子各10~15克。加水1000毫升，浸泡5~10分钟后，煎至600毫升，倒入浴盆中，待水温40度~45度时泡脚30~40分钟，擦干后就寝。每晚1次，一般泡脚30分钟后血压开始下降，1小时后作用最强。维持4~6小时。若8小时后血压回升，可煎汤熏洗第2次。

足浴治高血压——各类高血压

1. 桑叶、桑枝各30克，芹菜50克。加水4000毫升煎煮取液，先洗足后浸足，每日1次。发作时每日2次，1剂可用2~3次，10天为1疗程。（《保健与生活》）

2. 磁石、石决明各30克（先煎），党参、黄芪、当归、桑枝、枳壳、乌药、蔓荆子、白蒺藜、白芍、炒杜仲、牛膝各6克，独活18克。上药同放锅中，加清水适量，浸泡5~10分钟，水煎取汁，待温时泡足，每日1次，每次10~30分钟，1剂药可用2~3次。平肝潜阳，一般用药1~3次，血压即可降至正常。（《大众卫生报》）

3. 磁石、石决明各30克（先煎），黄芩、丹皮、桑白皮、丹参、白芍、怀牛膝、首乌、独活、栀子、当归各15克，菊花10克。水煎泡足，每日1~2次，每次15~30分钟。

4. 钩藤20克切碎，加入少量冰片，用布包好，每天晨起和睡前放瓷盆中，加温水浴足。每次30~40分钟，可不断加热水，以保持水温。10天为1疗程。（《中国中医药报》）

5. 桑叶、夏枯草、生决明子各50克。加水1000毫升煎取400~600毫升，滤汁备用，每晚取250毫升对热水适量，用蒸气浴盆浸泡双足30~40分钟，每日1次。（《医药养生保健报》）

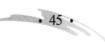

药枕治疗高血压

1. 白矾2500克（筛去碎屑，将大块矾碎成蚕豆粒大小），川芎1000克，槐花500克。上药混合装入白布枕套中，缝口枕用，每袋可连续使用半年。降血压还有预防中风之功效。（《家庭保健报》）

2. 野菊花、淡竹叶、冬桑叶、石菖蒲、蔓荆子各适量。混合做成药枕，睡时使用。

3. 白菊花、艾叶、银花叶各50克，装入布袋做枕伴眠。（上2方摘自《健康人报》）

艾灸治疗高血压

点燃艾条，置于头顶百会穴上方2~3厘米处，温灸，每日1次。7~10次血压趋于稳定。病情轻者可单用此方，重者需配合药物。（陆 军）

外敷足心治疗高血压

1. 蓖麻子仁、草决明各等份，共研细末，用鲜井水调糊状，敷于脚心，用布包裹，1日换药1次。

2. 鲜地龙洗净捣烂，加少许面粉制成饼敷于脚心，每日换1次。

3. 川芎、牛膝、野菊花各等份。共研细末，用鸭蛋清调成糊膏状，敷于脚心，纱布包扎固定。

4. 生山楂2份，桃仁1份。共研细末，用食醋调成糊状，敷于脚心，每晚睡前敷1次。

5. 葛根、车前子、玄参各等份。共研细末，用清水调成糊状，敷于脚心，纱布包扎，每日1次。（上5方摘自《民族医药报》）

低血压

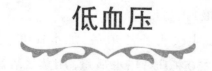

1. 黄芪15克，黄精30克，制附子10克，麻黄10克，麦冬10克，干姜10

克，陈皮10克，甘草10克。1天1剂，水煎服，生姜3片为引，连用15天为1疗程。（刘英群）

2. 党参10克，黄精10克，炙甘草5克。水煎，早晚2次分服，15日为1疗程。

3. 党参、枸杞子各10克，黄芪30克，陈皮、阿胶各15克，生地黄20克，生麻黄3克，防风、炙甘草各6克，五味子12克。水煎服，每日1剂。（《人民保健报》）

食疗

1. 党参粥。将党参10克，莲子9克，大枣10枚三物在凉水中泡胀后捞出，再将糯米50克用水淘净，同入锅加水，以文火煮至米熟。早晚分2次服，15天为1疗程。

2. 生鸡蛋1个，每日清晨将鸡蛋磕入茶杯中，避开蛋黄加沸水，盖上杯盖闷15分钟，待蛋黄外硬内软时取出，用淡茶水冲服，每日1个。连服30日，重者可适当延长。

3. 选择适当的高钠、高胆固醇饮食。每日摄足食盐12~15克。适当常吃脑、肝、蛋、鱼卵、猪骨等含胆固醇高的食品。

4. 伴有贫血症者多食"造血原料"类食物，诸如猪肝、瘦肉、鱼虾、大豆、贝类、红糖及新鲜蔬菜、水果。

5. 伴有食少纳差者多吃姜、葱、醋、胡椒、啤酒、葡萄酒等。

高脂血症

中成药：绞股蓝总甙片、复方丹参滴丸、降脂灵胶囊、何首乌片、山楂降脂片。

气血双虚证

八珍汤为主加生山楂12克，黄芪9克。便秘者加白术12克。气血双补。

痰瘀阻络型

1. 法半夏9克，橘红12克，茯苓12克，瓜蒌仁12克，丹参9克，当归10克。便秘者加火麻仁9克，大黄6克；肢麻沉重者加桂枝6克，川芎9克；血压高者加罗布麻9克，黄柏9克。每日1剂，水煎服。

2. 何首乌、葛根、杏仁、冬瓜籽各10克，丹参15克，三七3克，赤芍、半夏各8克，没药5克，浙贝母、瓜蒌仁各适量。每日1剂，水煎2次，混合，分3次服。连服3周为1疗程。停服1周，继服第2疗程。

3. 山楂20克，开水冲泡，当茶饮。（上2方摘自《医药卫生报》）

肝肾亏虚型

1. 枸杞子12克，菊花6克，决明子9克，制黄精10克，熟地12克，泽泻9克，牛膝9克。头痛较重者加桑寄生15克，续断9克；便秘加火麻仁12克，肉苁蓉9克。

2. 山楂15克，生首乌10克，槐米10克。水煎，分早、午、晚3次服用。

3. 何首乌10克，决明子10克，山楂5克或泽泻5克。水煎代茶饮。

4. 女贞子10克，制首乌10克，山楂10克。水煎，代茶饮。

以上3方治肝肾阴虚型高脂血。

5. 党参、茯苓、茵陈各12克，白术、苍术、僵蚕、虎杖各10克，生山楂24克，大黄6克，何首乌、枸杞各适量。每日1剂，水煎，分3次服。

肝阳上亢型

1. 茵陈15克，泽泻、山楂各15~30克，大黄3~5克，石决明、草决明各适量。每日1剂，水煎服。

2. 党参、茯苓、茵陈各12克，白术、苍术、僵蚕、虎杖各10克，生山楂24克，大黄6克，决明子、菊花各适量。每日1剂，水煎分3次服。

血瘀型

疏肝健中降血脂，方用：

1. 柴胡12克，黄芩12克，黄精30克，法半夏10克，泽泻20克，炒山楂20克，丹参、生蒲黄适量。水煎，1日服1剂，分早、晚2次服。

2. 杭菊花40克，白术、防风各10克，人参、茯苓、牡蛎、当归、川芎、桂枝、细辛、干姜、矾石各3克。每日1剂，水煎服。症状缓解后，将本方制成散剂，每服4~5克，日服3次。连服2个月为1个疗程，一般服3个疗程。

3. 泽泻20克，茵陈、丹参各15克，海藻、大腹皮、制何首乌、泽兰叶、川芎各10克，苦丁茶6克。每日1剂，水煎服。连服1个月为1个疗程，一般服2~3个疗程。

4. 茵陈15克，泽泻、山楂各15~30克，大黄3~5克，丹参、生蒲黄适量。每日1剂，水煎服。

5. 生山楂、制何首乌各30克，杭菊花、女贞子各20克，生大黄6克（后下）。水煎取汁500毫升，每次服20毫升，日服3次。连服30天为1疗程，一般服2个疗程。

气滞型

1. 黄芪30克，白术15克，陈皮10克，茯苓15克，半夏9克，砂仁10克，木香10克，厚朴10克，茵陈30克，生山楂30克，赤芍20克，丹参30克，白芨15克，乌贼骨30克，水蛭6克，焦三仙15克，鸡内金15克，甘草6克。适于胃纳弱者。编者家人服14剂后，甘油三酯由4.7下降为3.2，胆固醇由5.5下降为4.8。（高永民）

2. 茵陈15克，泽泻、山楂各15~30克，大黄3~5克，柴胡、郁金各适量。日1剂，水煎服。

治疗各型高脂血症

1. 决明子50克，水煎，分2次服，1日1剂。连服4周可使胆固醇逐渐降至正常水平。续服4~8周可巩固疗效。 血虚眩晕及便溏者少服。（《健康向导》）

另外，用决明子20克，以白开水冲浸，似沏茶，每日1剂，连服1~3个月。现代名老中医叶桔泉老先生非常重视此茶，总结为自己养生之道，常饮此茶。

2. 水蛭3克，研细末，开水冲服，20天为1疗程。（《民族医药报》）

3. 活性炭10克，1日分3次服，4周为1疗程。血脂平均下降41%。此系芬

兰医生研究观察结果。美国医生报导,其降脂效果优于目前惯用的任何药物,无副作用。(《中国医药报》)

4. 葫芦巴种子100克,1日分2次服,连服10天。胆固醇、甘油三酯明显降低,据英国研究报导。(《健康报》)

5. 黄连素,每次口服0.5克,1日3次,8周为1疗程。据黄连素研究新用。(《求医问药》)

6. 白僵蚕30克,山楂20克,夏枯草40克。水煎服,每日1剂。(《民族医药报》)

7. 丹参20克,首乌15克,草决明15克,山楂15克,枸杞子10克。文火水煎取汁约1500毫升,储存于保温瓶中,代茶频饮。若感冒或肠胃生病时可暂停服用。一般服2个月后,体重可减轻,血脂明显下降。(《健康之友》)

8. 陈皮10克,半夏5克,茯苓10克,厚朴5克,甘草5克。水煎服。

降低甘油三酯兼降血脂及血黏度方

1. 男性用方:益母草40克,山豆根20克,野菊花3克,白糖40克。每天1剂,水煎2次,混合,早、晚分2次服。第一疗程服7天,间隔5天服第二疗程5天,再隔5天服第三疗程3天。

2. 女性用方:丹参50克,益母草40克,山豆根20克,野菊花3克,红糖40克。每天1剂,水煎2次,混合,早晚分2次服。共服7天。第一疗程3天,继服第2疗程4天。前3剂有野菊花,后4剂没有野菊花。

食疗高脂血症

1. 盐水毛豆,每日500克,连吃半年。吃掉高脂血症。(《上海家庭报》)

2. 香菇(干),每天吃9克(约2个)。连吃1周后,胆固醇下降10%。新鲜香菇在阳光下晒干后,营养价值和药效都可提高。(《中国食品报》)

3. 紫皮生栗子、生黄豆、海带各200克,加水共熬(一剂熬2次),每天早晚饭前各服1次。连服3天后,血脂可达正常,有趣者可试。

4. 大蒜,每天吃半头(整头更好),可使胆固醇降低10%。美国研究人员发现。

5. 橘子汁，每天喝3杯，1个月后，好胆固醇可提高21%。加拿大呈交美国的最新研究成果。（上2方摘自《健康人报》）

6. 山楂40克，煎取浓汁，去渣，加粳米60克煮粥，空腹食，每日2次，连服3~6周。（《科学养生》）

7. 黑芝麻、桑椹子各60克，大米30克，白糖适量。前3味共捣碎研末，加水煮熟，调白糖即成。每日1剂。滋补肝肾，养血降脂。

高黏血症

1. 绞股蓝25克，水煎，代茶饮。或用全草研成粉末，每次2.5~3克。每日3次。

2. 活血酒：黄芪、地龙、当归、赤芍、川芎、桃仁和红花，前四味各15克，后3味各10克，泡在50度以上白酒（2000克）中，密封一个月后饮服。服法：每天早晨起床后、晚临睡前空腹饮20毫升。此酒改善微循环，治疗四肢手-脚麻木、糖尿病、高血压等疾病。

食疗高黏血症

1. 木耳汤：木耳10克，红枣5枚，生姜3片，精肉50克。加6碗水煎成2碗，放点盐、味精，连吃带喝，1天1次。

2. 多饮水。早晨、餐前、晚睡前各饮一杯凉（20~25度）白开水。

3. 多吃富含纤维的蔬菜、水果，以及大豆食品，少吃动物脂肪和甜食。禁烟酒。

4. 坚持运动锻炼，情绪乐观。

动脉硬化症

1. 川芎、天麻各15克，丹参20克，红花6克，赤芍、地龙、制半夏、桃仁、炒白术各10克，甘草5克。每日1剂，水煎2次，混合，早晚分服。7剂为1疗程。通常1个疗程起效，2个疗程症状基本消失，3个疗程巩固疗效。

2. 槐花、山楂、丹参、木贼各25克，赤芍、黄精、川芎、徐长卿、牛膝、虎杖、何首乌各15克。水煎20分钟，连煎2次，混合。分早晚2次服，日1剂。（《上海中医药报》）

3. 土元、蜈蚣、地龙、全蝎各等份。共研细末，每服2克，开水送服。（刘光泉）

4. 紫河车粉10克（吞服），龙眼肉、熟地各10克，桑葚子、太子参、丹参、石菖蒲、茯苓、远志各15克，赤白芍、当归各2克，郁金9克。水煎服，每日1剂。可养血活血。

5. 熟地黄、白茯苓、麦门冬各12克，巴戟天、山茱萸、石斛、附子各9克，肉苁蓉、五味子各6克，肉桂4.5克（后下），石菖蒲、远志各15克。水煎服，日1剂。可补肾通窍。

合并冠心病心绞痛者

1. 川芎、天麻各15克，丹参20克，红花6克，赤芍、地龙、制半夏、桃仁、炒白术各10克，甘草5克，栝楼15克，薤白5克，降香6克。每日1剂，水煎2次，混合，早晚分2次服，7剂1疗程，以活血化瘀通阳除痹。3疗程愈。

2. 制首乌、桑葚子、半夏、甘草各15克，天麻、煅石、石决明、怀牛膝、丹参、炙龟板、云苓、茯苓各10克，瓜蒌、藏红花、泽泻各10克。水煎服，日1剂。

并发头痛头昏（手足发麻、口苦）

生地、白蒺藜、钩藤（后下）各12克，桑叶、菊花、白芍、姜黄各9克，夏枯草15克，生石决明（先煎）30克。水煎，分3次服，日1剂。主治头痛头昏，手足发麻，口苦，易怒，多梦等。（《医药星期三》）

并发高血压、血脂高

1. 制首乌、桑葚子、半夏、甘草各15克，天麻、煅石、石决明、怀牛膝、丹参、炙龟板、云苓、茯苓各10克。水煎服，日1剂。养血平肝。并发冠心病加瓜蒌、藏红花、泽泻各10克，并发高血压加玉米须、夏枯草、草决明各10克，并发高脂血症，加山楂、葛根各10克。

2. 石菖蒲、熟地、首乌、枸杞子、虎杖、女贞子各12克，丹参15克，川芎、山楂、益智仁各9克，红花、远志各6克。水煎服，每日1剂。可活血补肾。（《家庭保健报》）

3. 山楂15克，枸杞子15克，草决明15克。当茶饮。可软化血管。坚持时间要长，治动脉硬化（血脂高）。（刘英群）

食疗

1. 喝醋蛋液。醋蛋液制作方法：取优质醋250毫升，新鲜生鸡蛋2个洗净，醋和蛋共放入消过毒的玻璃容器中，使鸡蛋完全浸泡在醋里，将容器封口置于阴凉干燥的地方（夏天放入冰箱冷藏室），放4天左右，待蛋壳完全溶化后，用筷子把残留的薄皮膜除掉，把蛋黄、蛋白搅匀即成醋蛋液。每日早晨用开水将40毫升醋蛋液冲对至300毫升，待凉至30度左右一次口服，半小时内不吃东西。也可以上下午各饮150毫升。开始服用可从半量开始，适应后逐渐加量。醋蛋液现制现用，保持新鲜，不得存放时间过长。此醋蛋液有补钙、软化血管、防止高血压、延缓衰老等功效。（《现代健康报》）

2. 玉米粉粥。玉米粉50克用冷水调和备用。先将粳米50克入锅，加水适量，用旺火烧开，再加入玉米粉，转用文火煮成稀粥。每日早晚餐温热服用。

3. 豆浆粥。豆浆500毫升与粳米50毫克一同放入砂锅中，先用旺火烧开，再转用文火熬煮成稀粥，以表面有粥油为度，加入砂糖或精盐适量即成。每日早晚餐温热服用。

4. 大蒜粥。将紫皮大蒜30克去皮后在沸水中煮1分钟左右捞出，然后

将粳米30克入蒜水中煮粥，至八成时，放入捞出的蒜头，同煮至粥熟即成。(《中国食品报》)

注：上述3粥皆适于高血压、高血脂、冠心病。

5. 大蒜。每顿饭生吃3瓣以上。若怕辣，可蘸醋吃。

按摩

1. 用双手拇指指侧，推印堂至发际30次；

2. 以百会、四神聪为重点，用指端击头部2~3分钟；

3. 双手握虚拳，捶击对侧肩井穴20~30次；

4. 用拇指指端点按人中50次；

5. 拿捏风池、合谷、足三里、太冲等穴各30次。

以上按摩，每天做2次，长期坚持可调节血管的舒缩功能。(《浙江老年报》)

养成良好的生活方式：

1. 定期检查血压、血脂情况。

2. 戒酒禁烟。

3. 体重超标者要减肥。

4. 采用低脂肪、低胆固醇、高纤维的饮食。

5. 释放心理压力，心情愉快。

6. 经医生同意，可以每天服用一片阿司匹林肠溶片。坚持上述几点，能够预防动脉硬化的产生。(《当代健康报》)

糖尿病（1型）

气阴两虚

1. 乌梅、白僵蚕、五味子各500克（便秘者加大黄100克）。共为细末，每日20克，早、晚2次分服。7日为1疗程。侯某服用半年，胰岛素用量由40个单位降至8个单位，血糖控制在4~5毫摩尔/升。服药期每日按摩京门、涌泉、地机、腹部等相关穴位，更加显效。

2．太子参、川芎、赤芍各15克，丹参20克，麦冬、五味子、葛根、苏梗、丹皮、泽泻各10克，黄连、香附、香橼、厚朴各6克。每天1剂，水煎服。适用于糖尿病性心脏病，气阴两虚、气滞血瘀者。（《农村医药报》）

3．生山药45克，熟地24克，桑螵蛸9克，菟丝子15克，覆盆子9克，五味子6克，白果仁9克（捣碎），白茯苓9克。水煎服，隔日1剂。（薛维振称：经治14例均愈）

4．熟地、茯苓、天花粉、桃仁各20克，山药、泽泻、丹皮、地骨皮各15克，山萸肉、鸡内金、甘草各10克。文火水煮40分钟，煎2次，分3次服，每日1剂。（《验方荟萃》）

5．熟地、淮山药各30克，党参、覆盆子各15克，五倍子12克。水煎服。日1剂。一患者服25剂，痊愈。（崔豪方）

胃热肺燥阴亏

天花粉、鲜茅根、山药各30克，麦门冬、生地、元参各16克，知母10克。每日1剂，水煎，分3次服。主治口干烦渴、消谷善饥、疲乏无力、大便秘结、形体消瘦者。（浙江名医朱梅）

合并高血压、高脂血症

1．丹参、花粉、葛根各15克，黄芪20克，五味子7克，忍冬藤、玄参各10克。水煎，每日1剂，分2次服。

2．生地、黄芪各30克，淮山药、知母、葛根、石膏（先煎）、牡蛎各20克，元参、枸杞子、苍术、茯苓、党参各15克，麦冬、五味子各10克，黄连5克。水煎，每日1剂，分2次服。

3．玉米须45克，黄芪30克，白术15克，与猪胰1具炖。每日1剂，分数次食用。降血糖作用明显。

合并冠心病、脑梗死、感染

1. 乌梅10克，天花粉12克，黄芪30克，黄精15克，黄连3克。每日1剂。随症加减：头晕加石决明、天麻，心悸加麦冬、五味子，胸闷加瓜蒌皮、枳壳，血脂异常加山楂、丹皮，皮肤感染加蒲公英、银花，皮肤瘙痒加白鲜皮、紫草，视力减退加菊花、蚕砂，便秘加麦冬、生大黄，恶心呕吐加苍术、半夏，尿黄浊有热臭味加车前草。每日1剂，水煎取汁，分3次温服，1个月为1疗程。主治糖尿病并发冠心病、高血压、脑梗死、感染。(《老年日报》)

2. 黄连素，口服，每次0.4克，每日3次。具有明显降低血糖及升高胰岛素作用。有效率达90%。(《人民保健报》)

食疗糖尿病

1. 猪胰1具，薏苡仁50克或黄芪100克。水煎服食，每日1剂，连用10天。

2. 红枣7颗，花生仁7粒，黄豆14粒，黑豆14粒，核桃仁2个。晚上洗净浸泡，第二天早上加适量水煮成1碗豆子汤，加2枚煮熟的鸡蛋一起作为早餐食用100天。血糖、血压可正常。(《新民晚报》)

3. 黄芪30克，煎汤300毫升，去渣，加入山药粉60克拌成粥状，日服2次，对轻症糖尿病卓有疗效。(《医药养生保健报》)

4. 洋葱150克，切块或条，浸入500克葡萄酒中，早晚各饮1次，每次50~100毫升。有人服用1月余，血糖明显下降。(《食品与生活》)

5. 炒黑豆细末、天花粉各等份，混匀。每服9克，日2次。用黑豆汤送下。日本医学博士野骑丰实验：黑豆有降糖作用。(《山西老年》)

6. 鲜萝卜榨汁，早晚各服100毫升，15天1疗程。可消除各期糖尿病症状，降血糖、尿糖。(《老人报》)

外治疗法

1. 运动是治疗糖尿病的基本措施之一。其方法很多，效果较好，举例如下。

*摩腹。(《老年世界》)

*步行。(《老年世界》)

*按摩脚穴。(《晚晴报》)

*呼吸操。(《老年生活报》)

*健身操。(《医药养生保健报》)

*天人合一糖尿病自疗法。(《晚晴报》)

*点京门、地机两穴。

以上方法根据个人情况自己选用。

2. 日光浴。时间:上午9~11时;下午3~5时为最佳。冬季照射2小时,夏季照射半小时。地点:室外空气新鲜地。

3. 黄连浴。黄连50克,加水2500毫升,煎煮30分钟后去渣取液,倒入浴盆中加温水3000毫升,浸泡洗浴全身。每次30分钟,每日2次,15日为1疗程。对糖尿病患者多食、易饥、口渴、多饮等症有较好疗效。

4. 叩齿鼓漱法:心静神凝,口轻闭,上下齿轻叩24~36次。然后合唇咬牙用两腮和舌做漱叩动作24~36次。意念相随,多生满口津液。分3~5次慢慢咽下。补肾滋阴,对肾虚多饮多尿者有较好疗效。(上3方摘自《医药养生保健报》)

5. 艾条灸:取脾俞、足三里、三焦俞为主穴。多饮易渴加肺俞,多食易饥加胃俞,多尿、腰酸加肾俞。每穴灸2~10分钟,每日2次。

6. 噙漱法:取野菊花、黄柏、荔枝核各10克,金银花15克,苦参30克。水煎取液500毫升,每日多次噙漱,先含后漱。治合并口腔感染、牙周炎。(上2方摘自《当代健康报》)

糖尿病(2型)

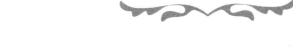

阴虚

1. 玉泉丸、六味地黄丸。

2. 北五味子、白僵蚕、乌梅(优质)各等份。共研细末,每次4克,每天3次。7天1疗程,用2~3个疗程,血糖可控制在6毫摩尔/升以下。每3个月连服2~3个疗程，血糖可长期稳定不超标，且无副作用。（摘自《老药新用篇》）。

编者自身实践效果显著，推荐于数位患者服用，效果亦好。如每日加服石斛10克水煎液或西洋参6克水煎液，效果更好。

3. 黄精、生地、元参各20克，葛根、知母各15克，枳壳、黄连、生大黄各10克，甘草6克。水煎服，每天1剂。适用于糖尿病阴虚口渴患者，若口渴加剧加生石膏30克，天花粉30克。

4. 生黄芪、黄精、紫河车、丹参、猪苓、知母各15克，枳壳、黄连、生大黄各10克，甘草6克。水煎服，日1剂。适用于阴虚口渴患者。若口渴加剧加生石膏30克。（《农村医药报》）

5. 干酵母片。每日分3次口嚼8克。对控制血糖比服用一般降糖药的效果还要好，此为营养学家观察结果。其理由是：干酵母富含铬，而铬能起到活化胰岛素的作用。美国哈佛医学院研究资料显示：补铬可使糖尿病症状减轻、血糖平稳、减少口服降糖药和胰岛素用量。世界卫生组织研究表明：每日补充1~4微摩尔的三价铬盐对人体有益。（《天津老年报》、《大众卫生报》）

阳虚

1. 桂附地黄丸。适于肾阳虚者，尤适于肢体畏寒、腰膝冷痛、小便不利或多食。每服6克，每天3次。适于临床表现为口干多饮，易饥多食，心烦失眠，汗多无力，舌红者。

2. 太子参20克，苍术15克，生地18克，黄芪25克，酸枣仁15克，山药15克，白芍12克，菟丝子15克，女贞子15克，白僵蚕6克，砂仁4克，鸡内金10克。为末，每日服4次，每次5克。加减：口渴加葛根10克，善饥加黄精12克，尿多加山萸萸15克，肝阳火旺者加白芍20克，血糖高者加牡丹皮10克，喜热饮者加肉桂10克，形寒肢冷者加附子10克，大便燥结者加玄参15克，大便溏稀者加苍术10克。每次5克，每日4次。（王 炎）

气阴两虚

1. 消渴丸、中—消渴丸。

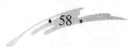

2. 葫芦巴种子100克，每日分2次服食，可将其碾成粗末冲入开水泡茶喝，也可研成细末直接送服。连服10天，血糖明显降低，24小时尿糖排泄减少54%。保健服食量每日6克。对人体无任何毒副作用。(《家庭医生报》、《健康报》)。

3. 黄精、生地、丹参各30克，赤芍15克，皂刺、秦艽、川断、牛膝、狗脊各10克，青黛6克，蜈蚣1条。研细末制成水丸，每次6克，每日3次。适于气阴两虚者。(金志文)

4. 生黄芪30克，生地30克，苍术15克，元参30克，葛根15克，丹参15克。日1剂，分2次服。为治气阴两虚的有效基本方剂。适于口渴喜饮、多尿、多食易饥、消瘦、体倦乏力、气短懒言等。(《健康生活报》)

5. 泽泻15克，黄芪、淮山药、太子参、玄参各25克，党参、白术、云苓、石斛、麦冬、女贞子、旱莲草各15克。水煎，日1剂，早晚服。总有效率97%。(《民族医药报》)

治2型糖尿病通用方

1. 黄芪50克，山药30克，丹参30克，枸杞子30克，黄连10克，葛根30克，山萸肉10克，知母15克，山楂10克。水煎，早晚服。30天一疗程。连用3个疗程。(刘英群老中医验方)

2. 生甘草20克，黄芪25克。日1剂，水煎，早晚服。(合并高血压者，黄芪用量30~120克/天。阳痿忌用甘草)(《上海中医药报》)

3. 苍术、白术各30克，茯苓、元参、知母、黄精各20克。水煎服，每2日1剂，连用1~2月。效果甚好。(《卫生与生活》)

4. 生黄芪、黄精、紫河车、丹参、猪苓、肉苁蓉、山楂、芡实、木瓜各1000克，葛根、秦艽、当归、狗脊、牛膝各50克。研细末制成水丸，每次6克，每天3次。适于身体消瘦、气虚无力、手足麻痛、面部足部水肿患者。(《农村医药报》)

5. 鬼箭羽10克，沸水冲代茶饮，1天服完。连用7天或14天。可显著降糖。(高永明医师供方，编者实践效佳)

天人合一自疗法

1. 晨摇河车法。两脚平站与肩同宽，膝微屈，头正颈直；全身放松，入静，舌抵上腭；双手背向前，手心向后，自然松垂。片刻，略觉手有些飘动，此时循机而动，先左臂在体侧画立圆，稍慢为宜，顺逆各12次，后右臂亦然。画圆圈时想一下胰腺，之后意想旋转的圆中有太极形成。此时气从脚下升起，对肾脏、胰腺有益。此法宜晨练时完成，遍数不限。

2. 午间静坐法。午间静坐40~60分钟。入静后出现天人合一状态，可激活松果体，增强全身内外分泌功能。

3. 晚开夹脊法。睡前，选床边或木椅，正襟危坐，头正颈直，全身放松，心无杂念。双手自然松垂，双肩同时由后向前画立圈36次，再反向36次，遍数不限。做此功时，太极机起，气冲夹脊，中焦自开，对激活脾、胰等属"土"的管运化和管内外分泌的脏器作用极大。创方者王希令以治愈慈明才等糖尿病为铁证称：只要坚持，并放松，疗效确切，可治愈糖尿病。（《晚晴报》）

汗　症

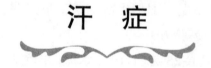

自汗

1. 玉屏风口服液或颗粒、丸、散。也可服用复芪止汗冲剂。服时均应避风寒，忌生冷、油腻饮食。亦可服补中益气丸。

2. 黄芪24克，白术8克，防风8克，大枣4枚，生姜3片。水煎服，每日1剂。（薛维振）

3. 生黄芪30克，浮小麦18克，红枣15枚（去核）。水煎，日1剂，分2次服。（李子云）

4. 母鸡1只（重1000~1500克），黄芪50克，粳米100克。将母鸡去毛及内脏、清洗干净。将鸡浓煎为鸡汤；取黄芪15克，水煎2次取汁，加适量鸡汤及粳米100克共煮成粥。早晚温热服食。（《大众卫生报》）

5. 生黄芪15~20克，红枣10枚。水煎，喝汤吃枣。

盗汗

1. 桑叶（晨起露水未干时摘）焙干研末，每次服用6克，用温米汤调之，空腹服下。每日1次，连服3天，或汗出即止。（木易）

2. 仙鹤草30克，大枣10枚。水煎服，并食枣。治顽固性盗汗。（来源同上）

3. 当归9克，生地9克，熟地9克，黄连4克，黄芩9克，黄柏9克，黄芪9克。每日1剂，分2次服，其中1次睡前服。盗汗严重者，另以五倍子粉1.5~2克，辰砂0.5克混合湿敷脐孔，每日换药1次。低热者，加银柴胡9克，地骨皮9克；心悸少寐者，加龙骨15克，牡蛎30克，柏子仁9克。一般3~5剂，大多数可愈。（《上海中医杂志》）

4. 浮小麦20克，红枣、乌梅肉各15克。水煎，常服。治体虚盗汗。

5. 浮小麦15~30克，黄芪10~15克，红枣8~10枚，煅牡蛎15~30克。水煎服。治产后盗汗。

6. 龙胆草适量，焙干为末。每服3克，以猪胆汁30克入温黄酒少许，临睡前调服。治伤寒后盗汗。

食疗治盗汗

1. 浮小麦30克，莲子7粒，黑枣7粒。水煎服，连服3天，盗汗自消。

2. 韭菜300克（洗净）。水煎服，1日1剂，一般服药后，久治不愈的盗汗当晚即止。（《民族医药报》）

3. 千斤拔30克，瘦猪肉60克。共放盆内加适量水，隔水蒸30分钟，去药渣，吃肉喝汤。每日1剂，2~3剂愈。一般1剂就见效。

自汗、盗汗兼治

1. 黄芪20克，白术15克，防风10克。水煎服。（此系治疗表虚自汗、盗汗的特效方——玉屏风散）

2. 浮小麦150~200克，桂圆肉60克，枇杷叶20克（去毛洗净），黄芪50克（蜜炒），麻黄根20克，地骨皮20克。水煎服，日服3次，2天1剂。另用何首乌15克，郁金15克，麻黄根15克。共为细末。用白酒调敷肚脐，盖上纱

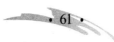

布，胶布固定，每天一换。一般用药3天，自汗、盗汗可见效。（《医药卫生报》）

3. 麻黄根15克，黄芪25克，浮小麦15克，牡蛎15克。共研细末，每次5克，日服2次。（《民族医药报》）

4. 柏子仁9克，糯稻根、浮小麦各15克，红枣5个。水煎服，一日1剂。（《中国中医药报》）

敷脐止汗（自汗、盗汗）

1. 五倍子30克，首乌、黄柏各18克，共研细末。用时取米醋5毫升，将适量药末调成糊状敷在肚脐中，外用塑料纸覆盖，胶布固定。自汗者清晨敷晚间取出，盗汗者晚间敷翌日清晨取出。（《健康人报》）

2. 五味子、五倍子各10克，共研细末，过筛，加白酒适量调匀，敷于脐上，用热水袋加温，每24小时换药1次。汗止药停。（《医药养生保健报》）

3. 五倍子、白矾各等份。研末，温开水调湿敷脐，外盖纱布、塑料纸，胶布固定，每天换1次药，可连用数次。

4. 五倍子、朱砂两味药按10∶1的比例配制。每次取6克，温水调湿敷脐，外盖纱布用胶布固定。（以上2方由陆鸿元提供）

手足多汗

1. 每天用热水浸泡5~10分钟，加少许盐更好。

2. 煅龙骨30克，枯矾10克。共研为末，每次先洗完手脚后，用药末擦手掌。每日1~2次。

3. 枯矾10克，苦参30克，花椒6克。煎水洗，每天1次，每剂可连用3天，或将上药直接用250毫升醋浸泡半天后，加入500毫升温热水浸泡手足。可连泡3天。

4. 黄芪30克，白术20克，防风20克，葛根30克，加水1000毫升浸泡30分钟，滤取药液熏洗患手。每日1~2次，每剂可用2日，3剂药为1个疗程。一般用药2个疗程可治愈。治手汗。（《民族医药报》）

5. 乌梅30克，白芍100克，枯矾15克。上药加水2500毫升浸泡60分钟，文火煎30分钟，待汤温，将手或足浸入药液中洗20~30分钟，手或足取出后勿用清水洗。每天1~2次。

头汗

1. 症见恶寒发热，身困无力，小便黄少。治当清热利湿。药用茵陈蒿汤合五苓散化裁治之。

2. 病后、老年体弱，症见面色苍白，四肢不温，气短畏寒，神疲乏力。应温阳益气。用黄芪、浮小麦各30克，附子15克，人参9克。日1剂，水煎，分3次服，数剂即效。

胸汗

即当心一片，津津汗出。用归脾汤治之极验。

腋汗

有虚实两种。实症汗出而臭，口苦口黏，小便短黄。当清泻肝胆湿热，用龙胆泻肝汤加减治之，于症甚切。

阴汗

肾阴虚者，服用知柏地黄丸。

肾阳虚者，常服金匮肾气丸。（摘自《中药报》）

腹 泻

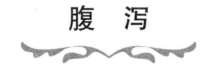

伤食泻

1. 中成药：保和丸、木香槟榔丸、和中理脾丸、大山楂丸、加味保和丸。

2. 茯苓、半夏、陈皮、连翘、莱菔子各15克，或连翘、神曲、山楂各20克。

3. 车前子25克，陈皮、苍术各5克。

4. 白术、苍术、车前子各25克。

以上3方都是水煎服，一天量，分2次服。

5. 薏苡仁、大麦芽各12克。2味炒焦后水煎取汁，1日分早晚2次服完。连服数日，适于消化不良之腹泻。

寒泻

1. 中成药：附子理中丸、参桂理中丸、十香暖脐膏药。

2. 广木香60克，干姜350克，胡椒30克，红糖150克。前3药研为细末和糖混合均匀，装瓶。每次口服10克，日服2次，温开水送下。效果理想。（《医药养生保健报》）

3. 党参15克，白术12克，五味子10克，茯苓10克，肉桂5克，吴茱萸5克，干姜5克，肉豆蔻5克（后下），罂粟壳3克。水煎服，每日1剂。

热泻

1. 中成药：双黄消炎片、加味香连丸（片）、葛根芩连片、温中止泻丸。

2. 熟地、白芍各90克，山萸、茯苓、甘草、车前子各30克，肉桂10克（后下）。水煎服，每日1剂。此方经治百余人疗效显著。（薛维振医师验证）。

3. 白头翁、葛根、黄芩、黄连、黄柏各15克，秦皮、苦参、马齿苋、茯苓各10克。水煎服，日1剂。

4. 木槿花、车前草各30克。水煎，分2次服，数煎即愈。

5. 白蔻20克，肉豆蔻10克，红蔻仁10克，草蔻仁10克，乌贼骨20克。水煎服，每日1剂。

五更泻

1. 中成药：四神丸、附子理中丸。

2. 补骨脂20克，吴茱萸、肉豆蔻、五味子各15克，附子、干姜、白术、人参、甘草等10克。每日1剂，水煎服。

3. 太子参9克，升麻3克，白芍9克，炮姜炭3克，陈皮3克，煨木香3克，乌梅炭3克，炙甘草3克，石榴皮9克。水煎，分2次服，每日1剂。忌食生冷及

不易消化的食物。（洪景福）

4. 白芍30克，防风9克，白术15克，薏米15克，陈皮6克，补骨脂9克，五味子6克。水煎服，日1剂。

5. 甘枸杞，每日嚼食10~12粒，坚持一年多，彻底治愈20多年治而不愈的五更泻。经编者随访20多年，未见复发。（甘肃民间方）

外治五更泻

艾灸肚脐、关元穴位。每穴每次10分钟。长期坚持有良效。可利用艾之热力温和以调理气血，祛除阴寒。

食疗五更泻

1. 多食温补肾阳的食物，如羊肉、韭菜、松籽、栗子、核桃等，每日食用生核桃仁50克，可使病情逐渐好转。

2. 取生姜片若干，用米醋浸泡24小时。每次用醋生姜3片加适量红糖，以开水冲泡代茶经常饮用。（上3方摘自《医药养生报》）

久泻

1. 中成药：泻痢固肠丸、参苓白术丸。若有脱肛可选用补中益气丸。

2. 仙鹤草30克，桔梗6克，木槿花6克，炒白术、赤白芍各9克，炒槟榔10克，乌梅炭、甘草各4克，广木香5克。水煎分3次服，每日1剂。（云南名医方佳名创方）

3. 山楂、柿树皮、石榴皮、高粱壳各30克，苹果1个。水煎服，每日1剂。

脾虚泻

1. 中成药：人参健脾丸、开胃健脾丸、补中益气丸、补脾益肠丸、白术散。

2. 党参15克，白术12克，茯苓10克，扁豆10克，山药10克，莲子15克，薏仁12克，陈皮8克，砂仁（后下）6克。脱肛加黄芪15克，升麻6克，柴胡8克；形寒畏冷加炮姜5克，桂枝6克。水煎服，每日1剂。（本盛）

3. 党参、淮山药各12克，黄芪、白术、炒扁豆、茯苓各9克，炙甘草6

克。水煎服，每日1剂。

4. 附子9克（先煎），肉桂3克（后下），补骨脂、益智仁、五味子各9克，菟丝子、肉豆蔻各12克。水煎服，每日1剂。（以上两方摘自《上海中医药报》）

5. 乌梅10克，茶叶末10克。水煎服，每日1剂。温补脾肾，治疗腹泻。

食疗久泻

1. 白术（土炒）、白茯苓2药等份与大米适量，煮粥服食。

2. 猪腰子2个，骨碎补20克，食盐等调味品适量。剔除猪腰子的白筋膜，洗净切片，加水1000毫升与骨碎补共煮至熟。去骨碎补，加调味品，饮汤食猪腰子。隔日服用1次，约10日见效。补虚益肾，强身止泻。

外治久泻

1. 大蒜60克，五倍子30克，陈艾20克，生姜6克。共研细末，用芝麻油或凡士林调拌，外敷贴于脘腹部。

2. 取丁香粉、肉桂粉，按1∶1比例混合备用。每次取3克，用食醋调匀敷脐，用纱布盖贴。每日1次，10次为1个疗程。

3. 隔姜灸。取一片生姜放在肚脐上，把艾（绒或草）捏成宝塔状，放在姜片上，用火点燃，慢慢地烧灼。（北京中医药大学副教授私家养生秘诀，并称：隔姜灸治腹泻效果很好）

痢 疾

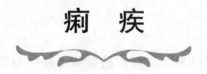

痢疾主要表现为发热、腹痛、腹泻、里急后重及排脓血样大便。

急性细菌性痢疾

1. 葛根18克，黄芩、黄连各9克，甘草3克。水煎，分2~3次服，　2剂即见大效。

2. 黄连6~8克，茯苓12克，白芍15克，黄芩、阿胶（烊化）、制半夏各9克。每日1剂，分3次服。

3. 枳实25克，厚朴、山楂、银花、白头翁各20克，槟榔、大黄、甘草各15克，滑石10克。水煎，1昼夜服尽。

4. 白头翁30克，秦皮15克，黄连、黄柏各9克。日1剂，水煎，分3次服，宜服5~10剂。

5. 鲜马齿苋120克。捣烂滤汁，分2次服，每日1剂，连服3~5日。或25克（鲜）水煎服，均效佳。

6. 白头翁30克，苦参15克，红糖18克。水煎，分3次服，一般3剂显效。

久痢

1. 乌梅5个，蜂蜜100克。用水一碗煮熟服，每日1次，

2. 明矾3克，研末。开水冲服，1剂见效。注意：初痢勿用。

3. 白萝卜绞汁1盅，蜂蜜1盅，煎开温服。

4. 红糖60克，仙鹤草60克，红枣6枚。共煎液600毫升。1日3次分服，连服3剂可愈。对虚寒痢疾疗效最好。

5. 补中益气丸，每次1~2丸，1日3次，另取乌梅3个，煎汤送服。服药期间，忌食生冷油腻、辛辣刺激之品。（《上海中医药报》）

赤白痢疾

1. 车前子10克，研细末，用稀米汤送下，1日2次。

2. 车前子15克，炒焦。每次服10克，每日3次。可治消化不良、急慢性腹泻。

3. 取车前子或车前草30~60克，水煎，每隔4小时服药1次。可治急慢性痢疾，并能较快地消除发热、腹痛等症状。

4. 优质白酒50克倒入细碗中，加红、白糖各25克，用火点着，等酒火快灭时，用半碗凉开水冲沏喝下，治赤、白痢，一次痊愈。重者2次即愈。

5. 食醋倒入锅内250克，煮沸后打入1个鸡蛋，待鸡蛋全熟后，倒入碗内待温，全喝下去，一般一次可痊愈。注意:赤痢者，将1个鸡蛋全部打入。

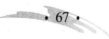

白痢者，只打入蛋清，不要蛋黄。

寒冷痢疾

1. 黄连6克，当归、阿胶各3克，干姜2克。日1剂，水煎服。

2. 牛乳250克，荜拨15克，同煎，待牛乳煎至一半，空腹顿服。此方为经典方。《景岳全书》、《本草纲目》、《药粥疗法》中都有记载。

久痢便血

1. 乌梅烧炭，用米汤送服。每天2次，每次6克。

2. 地榆微炒、当归微炒、阿胶用糯米炒、黄连去须、诃子取肉、炒木香晒干、乌梅去核取肉，以上各25克。诸药为末，炼蜜为丸，如梧桐子大，每服20~30粒，空腹，米汤饮下。（金志文）

3. 人参30克，制附子6克，干姜（炒黄）6克，乌梅肉3克。每日1剂，分2次服。（张景岳）

外治痢疾

大蒜数个，捣烂如泥，敷于脚心，贴胶布固定。同时生食大蒜2~3片，每天2~3次。

结肠炎

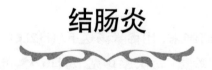

慢性结肠炎

1. 黄芪30克，白术30克，山药30克，云苓30克，补骨脂30克，吴茱萸10克，石榴皮30克，赤石脂30克，诃子30克，白芍30克，薏仁30克，甘草10克。水煎服，日1剂，分2次服用。（刘英群）

2. 防风15克，冷水浸泡2小时，文火煎2次，混合，分早、中、晚3次服，10天为1疗程，服至大便日行1次停药。（《民族医药报》）

3. 干姜3克,骨碎补、阿胶(烊化)、当归、白术各10克,旱莲草20克,木香、黄连、防风、甘草各6克。每日1剂,水煎2次,早晚空腹服。其中阿胶应另烊化,分2次拌入药液中服。显效后,可按上方剂量比例,研末(阿胶烊化)为丸,每日2次空腹服2~6个月以巩固疗效。加减:湿热偏盛者加马齿苋30克;便血者加地榆10克,鸭胆子10粒(去壳吞服,每日2次);阴虚偏甚,泻下量多者加乌梅20克。(全国名老中医胡翘武,教授,老年病学会委员,主治慢性腹泻、结肠炎)。

4. 乌梅15克,加水1500毫升,煎至1000毫升,加适量糖,每天1剂,当茶饮,25天一个疗程。收涩止泻。用于慢性结肠炎。(《上海中医药报》)

5. 中成药:属于脾肾阳虚者可在夏季服附子理中丸、四神丸。

溃疡性结肠炎

黄芪、茯苓、车前子(包)各30克,党参20克,白术、陈皮、木香各10克,升麻、柴胡、葛根各6克。日1剂,水煎服,服6剂腹胀腹痛大减。原方加干姜10克,再服1个月,余症全消,随访半年未复发。(《黑龙江中医药》)

外治结肠炎

用公丁香、肉桂、吴茱萸、麝香研末贴脐。

便 秘

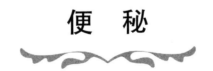

气虚便秘

1. 四君子丸,香砂六君子丸,黄芪汤煎人参或加白蜜调服。

补中益气丸合润肠丸同用,每次各9克,1日2次,用红枣10枚煎汤送服。

2. 白术30~60克。煎服,每日1剂,3~5天有良效。

3. 黄芪10克,火麻仁10克,陈皮6克,蜂蜜适量。加水500毫升,煮开饮用。

血虚便秘

1. 大补阴丸合麻仁丸，每次各9克。1日2次，用龙眼肉10枚煎汤送服。

2. 润肠五仁丸合单味当归煎服，也可冲服何首乌煎膏。

3. 何首乌10克，白芍10克，当归6克。用水500毫升，煮开饮用。

阳虚便秘

1. 金匮肾气丸合附子理中丸，每次各6克，1日2次。

2. 半硫丸，每次6克，一日2次，用麻油加温水各半调匀送服。

3. 肉苁蓉15克，干姜6克，水500毫升，煮开当茶饮用。

阴虚便秘

1. 知柏地黄丸、五仁丸，或用生首乌煎服。

2. 六味地黄丸合五仁丸，每次各9克，1日2次，蜂蜜溶化冲服。

郁热便秘

1. 麻子仁丸，或用番泻叶6克，或大黄6克水煎服。

2. 草决明20克，代茶饮。

3. 蒲公英150克（鲜干100克）。水煎服，每日1次。3~4日痊愈。

4. 生牛蒡子30克。水煎服，每日1剂，分2次服。

习惯性便秘

1. 每天取肉苁蓉30克，水煎，分2次服用，5~6天见效，10~15天可痊愈。润肠养血。

2. 当归、肉苁蓉、何首乌、核桃仁各20克，黄芪30克，柏子仁、炒桃仁、瓜蒌仁、郁李仁各10克。水煎，2次混匀，早、晚分服，每日1剂，每服药后饮淡盐水500毫升左右。适于气血两虚，肾亏津亏之虚性便秘。

3. 生白术40克，肉苁蓉20克，生地黄20克，炒枳壳10克。水煎，早、晚分服，每日1剂。5剂为1疗程。大便正常后再服1疗程以巩固疗效。此系通

便四物汤,滋阴、润燥、增液、生津。(《健康导报》)

4.炙甘草10克,淮小麦60克,白术30克,黄精20克,大枣15克。水煎服,每日早晚各服150毫升。服药期间停用其他药物。1月为1疗程。滋阴养脾,润肠通便。(来源同上)

5.大黄9克,炒枳实9克,炒神曲9克,茯苓、黄芩、黄连、白术各6克,泽泻6克。上药研为细末,汤蒸饼为丸,每日1~2次,每次3~6克。清热祛湿,导滞通便。(来源同上)

6.黄芪、女贞子各20克,桔梗9克,甘草、桂枝各6克,白芍、当归各15克,大枣12枚,生姜3片,饴糖适量。每日1剂,水煎服,连服10天为1疗程。一般服药1~2疗程。益气温阳,养血通便。(《大众健康报》)

实秘

1.火麻仁12克,瓜蒌仁10克,松籽仁2克,陈皮6克,枳壳6克。水煎服,1日分数次服用。

2.麦门冬10克,玄参10克,枳壳6克,加水500毫升,煮开饮用。

3.生大黄晒干研粉。每晚睡前用温开水送服3克。24小时内排便无困难。每周为1疗程。大便过稀者,停药。

虚秘

1.白术30~60克,水煎服,每日1剂。3~5天有良效。

2.西洋参5克,切片,每日早起煎汤,早、晚2次分服,或以参代茶,连服1周。

3.黑芝麻60克,杏仁60克,核桃仁60克,蜂蜜60克。3药研细末,拌蜂蜜成丸,每粒9克,1次1粒,1日3次,连服7日。

治疗各种便秘

1.黑芝麻30克,核桃仁30克,共捣烂,加蜂蜜20克,用开水搅匀,1日服完。3~5日效佳。

2.黑芝麻30克,松籽仁10克,蜂蜜适量。将2药研细末,用蜂蜜调成糊。口服,每日2~3次。适用于各种便秘。

3. 萝卜籽研末，每日早、晚各10克，用盐开水服送。连服3天。

4. 车前子60克，煎30分钟，取液400毫升，早、晚各服200毫升，3天见效。

食疗便秘

1. 赤小豆适量煎汤，吃豆喝汤，连吃7日为1疗程。

2. 鲜萝卜100克榨汁，加少量蜂蜜，清晨和晚睡前服，每日1次，坚持数日。

3. 胖大海粥。胖大海2枚，大米50克，白糖适量。将胖大海浸泡30分钟，待其发胀后水煎取汁，加大米煮粥。待熟时，调白糖，再煮一两沸即成。每日1剂。连续3~5天。 清热利咽，润肠通便。

4. 何首乌、黑芝麻各50克，以砂锅煎取浓汁，去渣，入江米100克，大枣3枚，冰糖适量，同煮为粥。分2次晨起服。滋阴补肾，治大便干结，便下如羊屎。

5. 香蕉粥。香蕉2个，大米50克，白糖适量，将香蕉去皮捣泥，适量加水煮粥，待熟时调入白糖，再煮一两沸即成。每日1剂，连续3~5天，清热润肠，治大便燥结。

外治便秘

1. 醋、葱白各适量，炒至极热，用布包。熨肚脐部，然后再炒再熨。每日熨之，大便自通。

2. 米醋适量，煮沸后加元明粉100克，调匀做成饼，敷于肚脐中，外用塑料布固定。一般10分钟左右即可排便，治老年顽固性便秘。

按摩疗便秘

1. 支沟穴。

2. 人中穴。

3. 迎香穴。

4. 天枢穴。

5. 腹部。

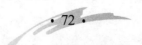

适度运动减轻便秘

1. 步行。

2. 收腹抬腿。

3. 仰卧起坐。

4. 下蹲。

5. 压腹。

6. 全身运动。

脱　肛

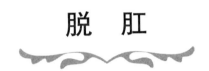

1. 人参10克，切片，猪直肠1具，洗净，加适量盐，文火炖熟，吃肠喝汤。1日1剂，隔天再服1剂。脱肛年久或较重者，可加量，小儿酌减。一般2~3剂可获满意疗效。

2. 人参4克，乌梅15克，龙骨20克，槐花10克，龟板10克。水煎服，每日1剂，早晚分服。3~14岁儿童效果特别好，一般1剂见效，3剂痊愈；成人用量可加大1倍，一般3~10剂可愈。

3. 酸石榴皮、茜草各15克，用白酒150毫升煎服。5~8剂可愈。（薛维振）

外治

1. 黄芪、当归各30克，枳壳、枯矾、五倍子、乌贼骨各25克。每天坐浴1次，连浴7~10天，显效。（伍文本）

2. 甲鱼头或乌龟头2个（烧成炭灰），五倍子18克，冰片1.5克。先研前2味为末，后加入冰片和匀。将药撒于消毒纱布上，敷于肛门处，用手将脱出的肛门推入，再用丁字带固定，每日1~2次，3次见效。（孟昭群）

3. 乌梅30克，加水煎煮，取汁放入米醋20毫升，趁热熏洗患处，用毛巾将直肠托入肛门内。（张　华）

疾病防治篇

食疗

陈醋250毫升，大枣120克。共煮，待煮至醋干即成。每日1剂，分2~3次将枣吃完。用于治疗久治不愈的脱肛。（孟昭群）

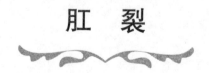

肛　裂

白芍60克，生甘草15克，火麻仁25克。水煎服，每日1剂，早晚分服。2~3天见效，1周痊愈。（达　文）

外治

1. 先用温水洗净肛门和会阴部，擦干，将京万红烫伤膏涂于患处及周围，每次大便后按上述方法涂1次。3~5次即可痊愈。用药前应多食软化大便的食物。（金仲品）

2. 当归、白芷各25克，徐长卿、白芨、紫草各20克，冰片、滑石各15克。每天坐浴1次，连续1周左右。每次浴后局部涂上红霉素或新霉素软膏。（伍文本）

3. 白芨100克，加水适量（水面超过药）煎，待药液黏稠时去渣，以文火浓缩成稀糊，对入煮沸去沫的蜂蜜，充分搅匀，冷却后可用。以棉签蘸药液涂患处，每天2次，一般用3~5天，伤口结痂而愈。

痔　疮

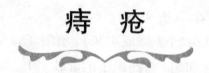

1. 苦参60克，红糖60克，鸡蛋2个。先把苦参煎半小时，加入红糖，再煎10分钟，去渣，打破鸡蛋，入药中浓煎成1碗，吃蛋饮汤，1次服下，每日1

剂。轻症者4剂，重症者8~12剂可愈。本方出自广州中医学院，医者兰福森验证9例皆效。(《健康导报》)

2. 当归尾、枳壳、荆芥炭各10克，炒黄芩、生地、地榆炭、槐花炭、鸡冠花各12克，川黄连6克。水煎服，日1剂，分2次服。治疗内痔出血效果较好。(《大众卫生报》)

3. 槐花60克，地榆、苍术各45克，甘草30克。炒后共研为细末，每次服6克，早、晚各1次，温开水送服。(《医药星期三》)

4. 白鸡冠花焙干，研粉，每次服6克，日服2次，开水送服。或白鸡冠花9~15克，防风炭3~6克。日1剂，水煎服。(《中国中医药报》)

5. 苦参20~30克，水煎，每日分3次服；余渣加水再煎取液，温度降至45~50℃时，坐浴20分钟，每日2次，一般连用2~5天，可使痔核缩小、疼痛消除。(《健康咨询报》)

外治疗法

1. 鸡冠花3克，五倍子3克，冰片少许，共研细末，用猪胆汁调搽。(《中国中医药报》)

2. 鱼腥草100克，煎汤趁热熏洗，每日1~2次，连用2日即可消除痔疮引起的红肿疼痛。(《中药报》)

3. 蜗牛2~3个去壳，置于锅中，加香油适量(以淹没蜗牛为度)煎成膏糊状，涂患处，有特效。

4. 侧柏叶150克，白矾50克。水煎，先熏后洗，每次30~40分钟，每天1~2次，一般2天后见效，3天明显减轻，5天治愈。(《医药星期三》)

5. 鲜桃叶100克。水煎，熏洗患处。每日2~3次，4天1疗程。治外痔1~2次可愈。(蒲昭和)

食疗

全蝎、僵蚕各6克，研为细末，分15份，每日早晨取新鲜鸡蛋1个，在蛋壳上打一小孔，将1份药末灌入鸡蛋，用面粉糊住小孔，蒸熟食。每天1个，连食15天为1疗程。(《大众卫生报》)

便 血

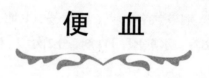

虚寒便血

侧柏叶25克，干姜5克，艾叶5克。水煎服，每日1剂。

血热便血

柏叶15克，生地榆40克，黄连15克。水煎服，每日1剂。

各种便血

1. 香附（醋炒）、陈皮、椿根皮各15克，木香6克。水煎服，每天1剂。3~7天即愈。

2. 红鸡冠花适量炒焦，研末。开水冲服，每次6~9克，日服2~3次。

3. 白鸡冠花15克，防风6克，棕榈炭10克。水煎服，每日1剂。

4. 酸枣根皮炒炭50克。每日1剂，水煎服。5~7天取效。

5. 仙鹤草、大小蓟、地榆炭、当归各20克，炭荆芥15克，黄芪30克，枳壳10克。水煎服。

疝 气

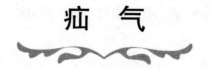

阴囊积液

1. 桂圆核50克，洗净，瓦上焙干研末。每日9克，黄酒服送。

2. 芒果核50克，柴胡9克，川楝子9克，白芍30克，荔枝核30克，枳实9克。水煎服，每日2剂。（上2方由潘辑提供）

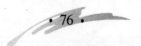

阴囊肿痛

1. 山楂核、橄榄核、荔枝核各等份，烧炭存性，研细末。每服10克，空腹小茴香煎汤送服。（潘辑）

2. 木香、附子各6克，生大黄6克，元胡、乌药、橘核、荔枝核（醋炒）、小茴香、川楝子各12克。水煎服，每日1剂。

外治

丹参10克（研末），姜2片，黄酒少许，捣烂如泥敷脐，上盖纱布固定，每日换药1次，一般3次止痛。

食疗

老丝瓜1条，瓦上焙焦，研末。每服6克，早晚各1次。3~5天即愈。

遗 尿

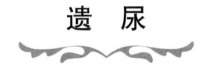

肾气不足，下元虚寒

1. 熟地、山药、山茱萸、茯苓、泽泻、丹皮、破故纸、菟丝子、覆盆子、益智仁各10克，菖蒲、五味子各5克，炮附子3克（先煎）。每日1剂，水煎服。

2. 党参、桑螵蛸各30克，益智仁10克，淮山药25克，先将前2味炒黄，然后合诸药共研为末。1天3次，1次1汤匙，温开水送服。（《大众卫生报》）

3. 薏米、金樱子各35克，覆盆子、桑葚各15克，益智仁10克。水煎服，每日1剂。治疗9例，治愈8例。（《大众卫生报》）

脾肺气虚，膀胱不摄

党参、黄芪、白术、茯苓、益智仁各10克，五味子、白果、远志各6克，煅牡蛎20克（先煎），菖蒲3克。水煎服，每日1剂。

肝胆郁热，膀胱失约

黄柏、知母、栀子各6克，黄芩、钩藤、生地各10克，木通、生甘草各3克，琥珀面0.4克（冲服）。每日1剂，2次分服。（《中国中医药报》）

外治

麻黄素25~50毫克（小儿每千克体重0.5毫克），睡前口服，同时用小形硬状物如白芥子，以条形胶布固定在遗尿点（双侧小指掌面第2指纹中点处）以有压迫感，又能忍受为度，次晨取掉。治21例患儿，治愈17例。

食疗

1. 猪肾1个，薏米、胡椒、益智仁各6克。研末，蒸服。

2. 覆盆子10~20克，研末。将鸡蛋1只，打一小口，装入药末，外用和好的面粉包主，放入火中烧至蛋焦面熟即食用。注意：淋病、前列腺增生引起的小便短涩者慎用。（《大众卫生报》）

胆囊炎、胆石症

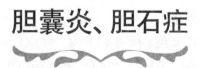

肝郁气滞

1. 金钱草30克，柴胡9克，枳实9克，白芍9克，炙甘草3克，郁金9克，乌贼骨9克，浙贝母9克。日1剂，水煎服。加减：若兼胃脘痛者加蒲公英、甘松、天仙藤，若阴虚血热、烦躁、头昏头痛者去柴胡加山栀、决明子、旱莲草，若兼瘀血者加川芎、当归、丹参或失笑散。（《人民保健报》）

2. 七制香附丸，每次9克，每日2次，温开水送服。

3. 沉香舒气丸，每次6克，每日2~3次，温开水送服。

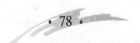

肝胆湿热

1. 番泻叶研粉，每服1克，每日3次。（陶春祥）

2. 舒胆片，每次4~6片，每日3次，温开水送服。

3. 苦胆丸、金胆片，皆按说明服。

血瘀肝胆

血府逐瘀丸、少腹逐瘀丸皆按说明服。

食疗

1. 田螺肉切细，加水炖熟后食用，每次15个左右。治肝气郁滞右肋胀痛。

2. 金钱草、败酱草、茵陈各30克，煎汁1000毫升，加白糖适量，温服代茶饮。治肝胆湿热，口苦发热，胸脘满闷。

3. 鲜芦根100~150克，加水400毫升，煎至200毫升，去渣取汁。另加水500毫升，粳米150克，煮成粥。汁、粥共煮1~2沸即成。早晚空腹食用。治肝胆湿热症。脾胃虚寒者慎用。

4. 玉米须30~60克，煎水1500毫升，代茶饮。对急慢性胆囊炎、胆结石都有较佳疗效。（蔡秀芳自验）

尿石症

输尿管结石

1. 金钱草30克，海金沙藤18克，白芍10克，生地12克，鸡内金6克，琥珀末3克（冲服），广木香4.5克（后下），炙甘草4.5克。水煎服，每日1剂。（《人民保健报》）

2. 车前子、泽泻、滑石（包）、冬葵、王不留行、枳壳、莱菔子、川牛膝、金钱草、石韦各25克，川芎5克。水煎服，日1剂。

3. 三棱、莪术、生薏仁、川牛膝、夏枯草各5克，皂角刺、穿山甲、白芷各10克，鳖甲10~30克。水煎服，日1剂。

砂石淋

海金沙100克，琥珀40克，净芒硝100克，南硼砂20克。共研细末，每次以白开水送服5~10克，每日3次。（《人民保健报》）

泌尿系结石

海金沙60克，川金钱草60克，鸡内金12克，石韦12克，冬葵子9克，硝石15克（包），车前子15克（包）。水煎，每日1剂，2次分服。（《人民保健报》）

膀胱结石

杭菊、银花、寸冬、石膏、甘草各9克，竹叶12克。加8碗水煎至4碗，早晚分服，连服3剂。（《老年生活报》）

血尿

1. 双花、旱莲草各60克，水煎服。（《老年生活报》）

2. 琥珀适量，研为细末。1次口服0.6克，每天3次，用温开水冲服，5天为1疗程。一般1个疗程即可痊愈。对阴虚内热的血尿疗效满意，而脾虚阳虚者不宜使用。（《民族医药报》）

前列腺增生症

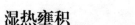

湿热壅积

1. 萹蓄10克，车前子10克，栀子12克，滑石10克，瞿麦10克，虎杖20克，川牛膝10克，王不留行10克，生甘草6克。水煎服，每日1剂，分2次服。

（《家庭医生报》）

2. 滑石15克，木通9克，栀子15克，车前子9克，萹蓄9克，瞿麦9克，甘草5克，大黄9克。水煎服，每日1剂。（《天津老年时报》）

3. 紫苑、车前子各12克，水煎服，日1剂。（《生活与健康》）

4. 车前子10~12克，开水冲泡，代茶频饮，每天1次，坚持1年，痊愈。以后每月饮用数天，并以运动、按摩辅助治疗，可巩固疗效。编者自身实践20多年，前列腺保持正常。（国家肛肠小组原成员、成都军区副军级干部、教授苏明亮验方）

肺热失宣

1. 黄芩10克，栀子10克，桑白皮12克，花粉6克，生地10克，茯苓10克，桔梗10克，王不留行15克。水煎服，每日1剂，分2次服。

2. 黄芩9克，桑皮9克，麦冬9克，车前子9克，木通9克，茯苓15克，栀子9克。水煎服，每日1剂。

3. 浙贝母、苦参、党参各25克。水煎，分2次服，每日1剂。10天为1疗程，一般1~2个疗程可愈。

中气下陷

1. 黄芪20克，党参15克，白术10克，当归10克，升麻10克，柴胡10克，茯苓10克，陈皮12克，肉桂3克，王不留行15克，泽兰10克，炙甘草6克。水煎服，每日1剂，分2次服。

2. 党参15克，黄芪15克，白术9克，当归10克，陈皮9克，升麻6克，柴胡9克，甘草6克，肉桂9克，车前子9克。水煎，日1剂。

3. 生黄芪30克，当归、滑石各10克，升麻、柴胡各8克，甘草、石菖蒲各5克，淡竹叶2克。水煎分3次服，每日1剂。（天津名医李文彪创方）

肾阴亏虚

1. 熟地18克，麦冬10克，山药15克，泽泻10克，丹皮10克，知母10克，黄柏10克，茯苓15克，川牛膝10克，车前子10克。水煎服，每日1剂，分2次服。

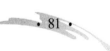

2. 知母、黄柏各18克，肉桂3克，水煎连服3剂，小便自利后再服知柏地黄丸以巩固疗效。治老年人前列腺肥大，多能很快使症状解除。(《大众卫生报》)

3. 乌鸡白凤丸，每次1丸，日服2次。2个月为1疗程。效佳。解放军98医院临床验证。(《生活与健康》)

4. 三七粉15克，西洋参15克，温开水冲服，每天1次，15天为1疗程。大多数患者经2~3个疗程即可好转、痊愈。前列腺明显缩小，排尿正常或费力减轻。(《健康之友》)

肾阳亏虚

1. 附子6克，肉桂6克，熟地18克，山药10克，茯苓10克，猪苓10克，川牛膝15克，王不留行15克，虎杖20克。水煎服，每日1剂，分2次服。

2. 穿山甲240克，肉桂160克。共研细末，每次服5克，每日2次，蜂蜜冲服。20天为1疗程。一般1~2个疗程可愈。

3. 定坤丹，每日早晚各服1粒，15日为1疗程。1个月后一般可见效。

尿路阻塞

1. 当归9克，芒硝9克，穿山甲9克，桃仁9克，肉桂9克，牛膝9克，红花9克，大黄10克。水煎服，每日1剂。

2. 生黄芪30克，菟丝子15克，泽泻10克，炒穿山甲10克，地龙15克，虎杖30克，土茯苓15克，桃仁10克，川楝子10克。此方药亦可研制成水丸，每次服6克，每日3次。对老年性前列腺肥大最适宜。

3. 黄芪30克，生山药25克，菟丝子20克，益智仁、草薢、黄柏、槐花各15克，炮山甲15克(先煎20分钟)，甘草、当归、苦参各10克，升麻、通草、柴胡各6克。水煎服，每日1剂，连服10天。同时服前列疏通丸(4号)。禁酒，戒辛辣。停止性生活。停药20天后，尿路刺激症状消失。守方再用10剂，并服前列疏通丸(4号)。

食疗

1. 车前子60克，用纱布包裹，加水煮取汁，放入青粱米煮成粥食用。

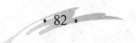

清热利湿，利尿通淋。主治老年前列腺肥大湿热下注，茎中灼热，小便不畅，甚至点滴不出，口苦心烦，发热。

2. 鹌鹑1只（去除肠杂切块），锁阳18克，山萸肉30克，制附子9克，茯苓30克。洗净，一同入锅，加水适量，武火煮沸后，改用文火煮3个小时，调味服食。温补肾阳，通调小便。

3. 猪小肚1个，洗净，切块，肉苁蓉30克，淫羊藿、葱白各15克。两药用纱布包好。四物一起入砂锅，适量加水，小火炖煮，待小肚烂熟后，加少许食盐、味精调味，喝汤食肚。温肾补虚，利尿。

4. 猪腰2个，去臊筋用清水浸去尿味，洗净，切块；菟丝子24克，车前子15克洗净（用纱布另包），鹿角12克，怀牛膝15克一起同入锅内，加水适量，用文火煮2个小时，加入猪腰，再煮半小时，调味即可。随量食用。温补肾阳，通调小便。（《扬子晚报》）

5. 饮食合理。主动饮水，足量饮水，饮淡茶水，促进代谢，使尿量增多，以增内冲洗作用。

6. 饮食宜清淡，多吃营养丰富之食物，以及清热利湿，散结通窍食物，如海带、冬瓜、茯苓、赤小豆、木耳、鲜藕、丝瓜、茅根等。忌食辛辣醇酒、油腻厚味、酸咸太过。禁烟戒酒。

外治疗法

1. 按摩小腹，揉命门、关元、气海、中极、三阴交、足三里、阴陵泉等穴位5~10分钟。1天1次。

2. 艾灸腰骶及下腹部穴，关元、足三里等。

3. 坚持运动，每天步行5000~10000步，早晚做缩肛、腹式呼吸等运动。

4. 生活规律，注意劳逸结合，勿过劳，不久座，勿受凉，不憋尿，常洗肛，保洁净，忌长途骑车旅行，忌性生活过多。

5. 注意用药。就诊时向医生声明已患前列腺肥大症，勿服影响膀胱逼尿肌及膀胱括约肌功能的抗过敏、抗忧郁、平滑肌解痉等药品，如扑尔敏、阿托品等10多种药品。对含扑尔敏的感冒药——感冒通、感冒清胶囊、快克、速效伤风、必利康胶囊、克感敏等应慎用。

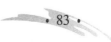

6. 中药熏洗。芒硝、益母草、天花粉、生葱各30克，大黄、白花蛇舌草、艾叶、车前草各10克，水煎取药液2000毫升，倒入盆内，坐盆上熏蒸，水温下降后用毛巾浸药液熨洗会阴部，水温再降后坐盆内，每日2~3次，10~20天显效。（《家庭保健报》）

7. 贴中极穴。甘遂9克，研为细面，加面粉适量、麝香少许（亦可用冰片代替），加温水调成糊状，外贴中极穴（脐下4寸），一般30分钟即见小便通利。

8. 贴脐熨脐。独头蒜1枚，栀子3枚，盐少许，共同捣烂后摊于纸上，贴脐部。或艾叶60克，石菖蒲30克，炒热，布包熨脐。

9. 食盐500克，生葱250克（切碎），共同入锅炒热，装入布袋，待温度适宜时熨小腹部，冷则易之，一般2~4小时见效。（上3方摘自《老年报》）

10. 芒硝100克，加开水50毫升调匀，摊于纱布上敷在下腹部。治尿潴留。一般3小时后，小便即通，每日3次，连敷5~7日可愈。（李子云）

阳　痿

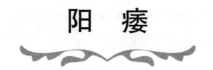

心脾两虚

1. 白术9克，当归9克，党参9克，黄芪15克，酸枣仁9克，木香（后下）3克，远志4.5克，炙甘草4.5克，龙眼肉9克，茯苓12克，生姜2片，大枣3枚，柏子仁9克，杜仲10克，仙灵脾10克。水煎服，每日1剂。

2. 党参10克，黄芪10克，白术10克，茯神10克，酸枣仁10克，龙眼肉7枚，木香6克，炙甘草3克，炒当归10克，炙远志10克，补骨脂10克，菟丝子10克。水煎服，每日1剂。

3. 中成药：归脾丸、八珍丸、十全大补丸、人参归脾丸、人参养荣丸、参芪鹿茸精等。

肝气郁结

1. 柴胡、当归各9克，白芍18克，白术12克，茯苓15克，甘草6克，煨生姜4.5克，薄荷（后下）3克，仙灵脾12克，巴戟天12克。水煎服，每日1剂。

2. 升麻6克，柴胡6克，川芎6克，香附10克，枸杞子10克，肉苁蓉10克，巴戟天10克，枳壳6克。水煎服，每日1剂。

3. 中成药：逍遥丸、舒肝丸、加味逍遥丸等。

湿热下注

1. 龙胆草、泽泻各12克，生地18克，栀子9克，黄芩、柴胡、车前子、当归、大黄各6克，木通9克，甘草3克，玄参10克。水煎服，每日1剂。

2. 柴胡、羌活、黄柏、龙胆草、麻黄根、苍术各6克，茯苓、薏仁各15克，泽泻、防己各10克。水煎服，每日1剂。

3. 中成药：分清五淋丸、金沙五淋丸、五淋通片等。

血脉瘀滞

1. 当归尾、赤芍、桃仁、苏木、丹皮、丹参、全瓜蒌、花槟榔各10克，川芎、枳壳、柴胡、川芎、红花各6克。水煎服，每日1剂。

2. 柴胡、红花、桃仁、川芎、当归各9克，熟地、紫石英各30克，枳壳、桔梗、牛膝各5克。水煎服，每日1剂。

阴虚火旺

1. 生熟地各10克，菟丝子、茯苓、枸杞子、金樱子、丹皮、天花粉、川断、桑寄生各10克，五味子6克，生鳖甲（先煎）15克，牡蛎（先煎）15克。水煎服，每日1剂。

2. 中成药：六味地黄丸、知柏地黄丸、麦味地黄丸等。

命门火衰

1. 熟地18克，山药、杞子、熟附子、仙灵脾、巴戟天、肉苁蓉各12克，山萸肉、炙甘草各6克，肉桂（焗）3克。水煎服，每日1剂。

2. 熟地、枸杞子、锁阳、山萸肉、巴戟天、肉苁蓉、楮实子各10克，仙茅、仙灵脾、阳起石各12克，五味子、石菖蒲各6克。水煎服，每日1剂。

3. 中成药：男宝、金匮肾气丸、三肾丸、参茸大补片等。（上3方摘自《上海中医药报》）

外治疗法

1. 大黄、黄柏等份，煎液，取药液涂搽阴茎，1日2次。

2. 干姜、小茴香各5克。共为细末，加食盐少许，用蜂蜜调如糊状，敷于脐部，盖以纱布，胶布固定。5日换药1次，3~5次为1疗程。

3. 大葱白（带须）3~5根，洗净后捣烂（也可加入肉桂末5克），炒热后用白布包好，敷于关元、中极穴处。每日1次。不要太烫，以免烫伤皮肤。（上3方由蒲昭和提供）

食疗

童雄鸡1只，去净毛和内脏后加水、酒各半蒸熟吃。（《民族医药报》）

脉管炎

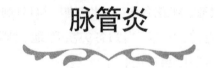

1. 蝎子、蜈蚣、乌蛇干、地鳖虫、地龙各等份研细末。每次服5克，每日3次。亦可炼蜜为丸内服。（《健康生活》）

2. 川牛膝、赤芍、当归各15克，苏木、川芎、元胡、桃仁各12克，丹参30克，土鳖虫6克。水煎，分3次服，每周连服3剂，停药3日，再服3剂。可连服5~10剂，疗效可靠，令人满意。服药期间，忌食生冷之物，不可过劳，更不可行房事。

3. 黄芪60克，当归尾20克，蜈蚣1条，三七末3克。前3味水煎，分3次服，每服送下三七末1克。连服5剂，停2日，再服，宜服20~40剂。

4. 元参、金银花各60克，当归30克，甘草15克。以4大碗水煎至1碗，倾出药汁留渣，再用一大碗水煎至半碗后，和前1碗混合，分3次服。局部热痛而胀者加丹皮、栀子、黄柏、元胡。痛而夜剧者，加生地、丹参、龟板。久服必验。

5. 川牛膝、穿山甲、地龙、宣木瓜各15克。水煎，分2~3次服，连服2剂。停3日，再服2剂。可服10~20剂。气虚者，加人参、黄芪；脾胃虚弱者，以上方送香砂六君子丸。（上4方摘自《民族医药报》）

内外合治

1. 土蜂房煅研为细末，以醋调搽患处。同时用薏苡仁60克，茯苓30克，肉桂9克，白术30克，车前子15克。水煎，分3次服，连用10日，必收良效。

2. 内服药。黄芪150克，鸡血藤120克，益母草90克，牛膝120克，桃仁60克，全蝎15克，蜈蚣4条。水煎服，日1剂，于睡前1次服下，再饮白酒1小口（约5毫升）。

3. 外洗药。硫酸镁200克，加开水1500毫升。于服药饮酒后浸洗患处30分钟。

4. 外敷药。硫酸镁500克，凡士林300克，调匀，于洗后外敷，并包扎固定。

以上3法同时应用，1个月为1疗程。收治32例，其中31例痊愈，停药1年未复发，无效1例。（《民族医药报》）

外治

生大黄粉100克，极细芒硝100克，将2药以蛋清调适后敷于患处。当晚8时敷药，次日早晨即不肿不痛，唯大拇指稍红，再涂少量药于患处，第3日病愈。30年未复发。且涂药后不必包扎。（《民族医药报》）

运动疗法

早期配合药物疗法，可收到满意效果。具体方法摘要如下：

1. 快走。

2. 踢毽或跳绳。

3. 仰卧抬腿。

4. 屈卧伸腿。

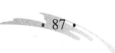

5. 屈膝团滚。

6. 仰卧"骑车"。

7. 悬腿动腿。

8. 按摩腿脚。以上各项每天早晚各做1次，每次10~15分钟，促进血液循环，改善血管、神经和肌肉的功能。（《中国体育报》）

眼　症

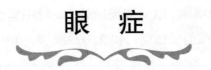

眼干涩

一般治宜益气养阴，润燥生津。

1. 杞菊地黄丸、当归养血膏、养肝丸、阿胶补血膏任选1种服用。同时选用滴眼液。

2. 生地、沙参、葛根各15克，元参、花粉各12克，石斛、山萸肉、五味子各10克，麦冬、玉竹各20克。水煎服，每日1剂，分2次服。一般服药15~20剂即获痊愈。（《民族医药报》）

心火旺眼干者

生地20克，菊花、麦冬、决明子各15克，黄芩、黄连、甘草、蒲公英、栀子各10克，木通6克。水煎分3次服，每日1剂。清心泻火。

心阴虚眼干者

生地、太子参、茯神、远志、桔梗、当归、柏子仁（捣碎）、酸枣仁（捣碎）、天门冬、麦门冬、菊花、决明子各15克，丹参、知母、五味子各10克，甘草5克。水煎分3次服，每日1剂。滋阴养血。

肝火旺眼干者

生地20克，龙胆草、菊花、麦门冬、决明子、当归、柴胡各15克，黄芩、栀子、蒲公英各10克，木通6克。水煎分3次服，每日1剂。清肝泻火。

肺阴不足眼干者

百合、麦门冬、天门冬、决明子、沙参、太子参、生地、熟地、玄参、川贝母、菊花各12克，当归、枇杷叶、白芍各10克。水煎分3次服，每日1剂。滋阴润肺。

肾阴不足眼干者

山药30克，山萸肉、菊花、决明子、麦冬、茯苓、生地各15克，丹皮、泽泻各10克。水煎分3次服，每日1剂。滋阴补肾。

胃虚火眼干者

生地20克，沙参、麦门冬、当归、枸杞子、川楝子各15克，白芍、甘草、石斛、玉竹、火麻仁、瓜蒌仁、菊花、决明子各12克。水煎分3次服，每日1剂。滋养胃阴。

食疗眼干涩

1. 猪肝、胡萝卜各100克。洗净切片，放入碗里，加少许食盐、适量水，隔水蒸熟食用。每日1剂，分2次食用。

2. 鲜嫩红薯叶100克，羊肝90克，嫩炒当菜吃（不能久煮）。每日1次，连服10天左右。

老花眼

属眼部功能衰退现象，治疗恰当可以延缓。

1. 枸杞、桑葚子、淮山药各12克，红枣10枚。水煎2次混合，早晚分2次服，日1剂。（《家庭保健报》）

2. 黑豆、首乌、枸杞、菊花、葛根各12克。日1剂，水煎2次混合，早晚分2次服。（来源同上）

3. 生地50克泡入白酒中1小时，捞出切成细丝，加入制首乌25克，黑芝麻30克，沸水冲泡当茶饮。1日1剂，连服30天。如将上3药物用水煎加蜂蜜调服，效果更好。

4. 石决明、决明子、菟丝子、熟地、山萸肉、枸杞子各10~20克。水煎服，每日1剂。

保养老花眼

1. 冷水洗眼。清晨起床后坚持用冷水洗眼、洗脸。洗前先将双眼泡于冷水中1~2分钟。

2. 热水敷眼。每天晚上临睡前用40~45℃温热水洗脸，用毛巾蘸热水敷额头和双眼部位，头向上仰，两眼轻闭，热敷1~2分钟。

3. 经常眨眼。平时利用眼睛一眨一闭来振奋、维护眼肌，同时双手轻轻揉眼睑；或以反复用力闭眼、迅速睁开的办法，促使泪液滋养眼球，闭眼时竭力挺起肩，两眼紧闭一会儿再放松。反复30次。

4. 用食指蘸自己的唾液擦抹双眼，每日早、晚各1次。有人坚持了1年，摘掉了老花镜。

食疗老花眼

1. 胡萝卜100克，洗净切成小碎粒，与粳米200克一起加水适量煮成稀粥，每天早晚餐时食用，增强体质。（《保健时报》）

2. 女贞子、枸杞子各30克，洗净、加水，用小火煮半小时，去渣留汁，加粳米200克，冰糖少许，煎煮成粥，每日早晚食用。适于肝肾阴虚所致老花眼。

白内障

1. 车前子10~12克，每天1次，沸水泡茶，频饮。久饮1年，可治愈轻度白内障。20世纪90年代初，编者体检时查出患有白内障，因是初期不能做手术，用了几次药，不见效。上方是成都军区副军级干部、教授苏明亮传的一个单方。我按方饮用了1年时间，次年体检时，白内障不见了。再次复查，结果同样。为防复发，自那时起，就把车前子当做保健品，每月饮用数天，至今20年，未服任何药物，再未发现白内障，保持了视力正常。

2. 石斛15克，麦门冬15克，防风5克，白术10克，何首乌15克，熟地、枸杞子、玄参、黄精各10克，磁石20克。每天1剂，水煎，分2次服，30天为1疗

程。一般3个疗程可以恢复透明度。(《医药卫生报》)

3. 生蒺藜250克，羊肝1具，将前药去皮刺，研末；羊肝用竹刀切成片，开水煮熟，蒺藜少加白糖，用熟羊肝蘸蒺藜末，每次服12克，日服1次，7日为1个疗程。不愈再吃3~5个疗程。忌蘑菇、生葱。薛维振称：经治16例，一般5个疗程见效。

4. 当归、川芎、白芍、熟地、党参、茯苓、苁蓉、黄精、石斛各10克，炙甘草5克，故纸35克，甘松7克。水煎，每天1剂，饭后服。主治眼中生白球，两眼模糊。

5. 当归、川芎、白芍、熟地、石斛、云母石、夜明砂各10克，川茯苓、白术、甘草、木贼各5克，蝉蜕7个。每天1剂，水煎，炖鸭肝服用，加酒少许，饭后服下，专治眼内白珠、白云等。

6. 珍珠母60克，苍术24克，人参3克。水煎饮，早晚各1次。健脾燥湿，退翳明目。主治脾虚气弱老年性白内障。

食疗白内障

1. 红花10克，与250克猪肝共剁为泥，加芡粉少许，做成丸子蒸食。适用于肝阴虚兼瘀血患者。有消散作用。(《健康时报》)

2. 枸杞500克，黄酒5000克。共入瓷坛密封，浸泡60天。1日2次，早晚适量饮服，30天为1疗程，连服3个疗程见效。

3. 猪肝或羊肝200克，鲜枸杞150克，把肝切成条块，共入锅煮熟，连汤内服。每天1剂，早晚分2次服，连服月余见效。

4. 夜明砂10克，山药30克，菟丝子19克，粳米60克，红糖适量。将上药用布包好，入锅，加5碗水，煎成3碗，取汁与粳米一同煮成粥，加入红糖调匀，早晚各食1次。连服10~20天。(《食疗大全》)

外治白内障

鸡胆汁滴眼，治老年性白内障。

运动治疗白内障

1.小指屈伸，先向内折弯，再向后扳。每遍30~50次，每天早晚各做1遍。

2.揉捏老眼点（小指外侧基部）每遍50~100次，每天早晚各做1遍。此疗法经一患20年白内障者实验，有良好效果，视力一直稳定在1.2。并称：一个人如从40岁开始，每天坚持去做，即使到了老年也不需要戴眼镜。（《中华保健报》）

红眼病（急性传染性眼结膜炎）

1. 马齿苋、黄花菜各50克。水煎服，每日2次，6天痊愈。（《天津老年报》）

2. 赤芍、白头翁各30克，柴胡、谷精草各20克，麻黄6克，番泻叶5克。水煎服，每日1剂。有风热表证（恶寒发热、咳嗽）加蔓荆子10克，木贼10克；热毒甚者加夏枯草20克，秦皮10克；有出血点或血性分泌物加蒲黄10克，槐花10克。一般患者可在3剂内痊愈。（尚文）

3. 野菊花15克、千里光30克，决明子3克，龙胆草10克。每天1剂，水煎服。（王万堂）

4. 青苔草根、叶，用清水洗净，捣烂成浆，以干净旧布包裹成团，挤出汁涂在眼皮上，并以绳扎药包挂在眼角边，连挂2~3天，顽固性红眼病也能自然消除。（《老年生活报》）

5. 柴胡20克，麻黄5克，白蒺藜12克，赤芍30克，吴茱萸5克。水煎服，日1~2剂。另取菊花、黄连各5克，水煎滤取药汁，熏洗双眼。治红眼病、泪眵多，结膜充血，发热头痛等。（《民族医药报》）

外治红眼病

1. 黄柏30克，菊花15克。加水500毫升浸泡2小时后，用纱布过滤备用。外敷或洗涤患处，每日2次，每次10分钟。（《民族医药报》）

2. 黄连10克，研末，加热水50毫升，浸泡30分钟，取清液洗患眼。每日2~3次，3~5日痊愈。（《民族医药报》）

3. 桑叶15克，煎服，2煎取汁洗眼。

迎风流泪

冷泪主要表现，局部不红不痛，经常流泪，迎风更甚。眼泪清稀，不黏稠。

1. 菊花10克,枸杞10克,每日浸泡作为饮料。如症状较严重,加巴戟肉、肉苁蓉各10克,一同煎服。(《老年日报》)

2. 熟地15克,山药25克,枸杞子25克,女贞子15克,盐知母10克,菊花15克,五味子10克,夏枯草15克,木通10克,白蒺藜10克,薏仁20克,干姜10克,细辛3克。水煎服,日1剂。(《家庭报》)

热泪

主要表现,两眼红肿、疼痛,泪下较黏浊。

1. 菊花10克,生石膏25克。每日煎水作饮料。症状较严重者加黄芩、黄柏各10克,一同煎服。

2. 刺蒺藜15克,青葙子10克。水煎,日服2次。(《中药学》)

3. 葵花茎叶适量,水煎服。(《现代健康报》)

4. 大黄6克,黄连9克,黄芩10克,炮附子15克(另包),先以附子煎汤,药液浸泡余药10分钟,服3剂。前方易为:大黄6克,黄连10克,黄芩10克,附子12克(另包),白芷12克(另包),上方附子、白芷煎汤泡其他药物10分钟频饮,继进3剂,诸症即愈。

5. 石决明、决明子、木贼、黄芩各15克。水煎服,每日1剂。

以下方药对冷泪、热泪皆有良效

1. 猪肝、枸杞各适量熬汤吃。(《老年日报》)

2. 枸杞子250克,与黄酒适量同浸,密封10~20天。饭后适量饮服,每日2次。(《老年日报》)

3. 煅龙骨、煅牡蛎各10克,桂枝、熟地各8克,川芎、炙甘草各6克,生姜3克,大枣5枚。水煎服,服2剂后流泪即止,痊愈。(《上海大众卫生报》)

4. 车前子30克,煎汤送服杞菊地黄丸,日服2次。治多泪兼治视物昏花。(《健康时报》)

青光眼

1. 羊肝100克,谷精草、白菊花各15克。煮服,每日1剂。

2. 槟榔9~10克,水煎服。以服后轻泻为度,若不泻可稍加大用量。如呕吐腹痛为正常反应。

3. 沙参15克,牛膝9克,枸杞子15克,决明子9克。煎汤去渣,加入蜂蜜适量服用,日1剂,连服数剂。

4. 蜂蜜,每次服50毫升,每日3次。适于急性青光眼。如慢性而眼压偏高者可服80毫升。

外治青光眼

向日葵盘3~4朵。水煎,一半内服,一半熏洗眼部。

食疗青光眼

1. 猪肝1具,苍术15克,粟米适量。共煮粥食。

2. 羌活15~25克,粟米适量,共煮粥食。(以上5方引自《大众健康报》)

3. 生地15克,青葙子9克,陈皮6克。煎汤去渣,加粳米60克。煮粥。每日1剂,连服7天。

按摩治愈飞蚊症

编者数年前患了飞蚊症,医院视为绝症,并称:治疗方法不少,疗效不会满意。绝望之际,从《老年报》上看到一则疗法,即用双手中指和食指的指腹,从外眼角向内眼角轻轻按摩,每次100下,每天1次。3个多月后,"飞蚊"消失了,按摩也就停止。时过不久,"飞蚊"又出现了。继而又按摩,"飞蚊"又消失了。此后坚持天天按摩不停,"飞蚊"至今再也未见。后将此方推荐给堂嫂崔风枝,其称亦有疗效。患者可一试。

外治沙眼

1. 鲜蒲公英适量,洗净,取汁,滴眼。每次1滴,每日3次。

2. 黄柏30克,加水500克,煮半小时,取滤汁,滴眼,每次1滴,每日3次。

黑眼圈

脾虚痰湿

补脾汤。

肾精亏虚

金匮肾气丸、右归丸，阴虚火旺用左归丸。

瘀血内蓄

血府逐瘀汤。(《中国中医药报》)

各型通用方

木贼30克，薏仁30克，板蓝根30克，香附10克，桑叶10克，菊花10克，荆芥10克，防风10克，丹皮10克，赤芍10克，连壳30克，葛根30克。1天1剂，水煎服。热重者加牛蒡子，有脓点者加蒲公英30克。(刘英群)

烂眼边

1. 黄连素1支 ，1天3次。外用。

2. 黄芩15克，黄连15克，黄柏15克，煎服。

上2方任选1方，共用7天即愈。(刘英群)

口唇肿烂

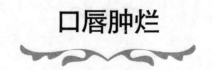

风火上攻型

青蒿、生地各15克，当归、赤芍、荆芥、柴胡、川芎、黄芩各10克，蝉蜕、薄荷、生甘草各6克。水煎服，早晚各1次。

血虚风燥型

天冬、生地、熟地、麦冬、当归、黄芪、黄芩各15克，桃仁、瓜蒌仁、五味子各10克，升麻5克。服法同上。

脾胃湿热型

茯苓、白术、黄柏、金银花、枳实各10克，山药、薏苡仁、生扁豆各15克。服法同上。（上3方摘自《家庭保健报》）

通用方

当归10克，川芎10克，白芍15克，元参30克，麦冬10克，熟地30克，生地30克。水煎服，日1剂。（刘英群）

外治

1. 黄连素片、维生素B$_2$片各等份研粉，香油调剂，外用。

2. 地塞米松片 1片，维生素B$_2$2片，维生素B$_{12}$2片。1天 3次，3药共服用5天。（刘英群）

3. 服用维生素B2的同时，用棉签蘸温水洗涤疮面，再抹上金霉素眼膏。

口　臭

益智仁15克，佩兰15克，白豆蔻15克，藿香30克。1天1剂，水煎服，连服5剂。（刘英群）

急性扁桃体炎

双耳尖、双少商穴，放血1~3滴。1天1次，2天即愈。（刘英群）

耳聋、耳鸣

肝肾阴虚型

1. 杞菊地黄丸加减。枸杞子15克，菊花、生熟地、山药、枣皮、茯苓、泽泻、丹皮、知母、贝母、天麦冬各10克，石斛20克。水煎服，每日1剂。

2. 杞菊地黄口服液、精乌冲剂、首乌片等分别服用。

心脾两虚型

1. 茯苓、党参、炙甘草、白术、桔梗、山药、薏仁、莲米、扁豆、砂仁（后下）、木香、枳壳各10克。水煎服，每日1剂。

2. 归脾丸、安神补心片、复方阿胶浆等分别服用。

气血亏虚型

1. 八珍汤加减。当归、白芍、川芎、熟地、党参、白术、茯苓、阿胶（另煎对入）、元肉各10克，黄芪15克，大枣5枚，炙甘草5克。水煎服，每日1剂。

2. 八珍糖浆、十全大补丸、归脾丸、阿胶补血浆等分别服用。

痰浊中阻型

1. 半夏白术天麻汤加减。天麻、白术、法夏、茯苓、陈皮、泽泻、扁豆、薏仁、石菖蒲各10克，砂仁（后下）、吴茱萸、甘草各5克。水煎服，每日1剂。

2. 二陈丸、降脂灵颗粒、减肥降脂灵等分别服用。

肝胆湿热型

1. 龙胆泻肝汤加减。龙胆草、木通、竹叶、甘草各5克，黄芩、山栀、泽泻、生地、柴胡、当归、车前草各10克，茵陈15克。水煎服，每日1剂。（《上海中医药》）

2. 小柴胡汤加味。柴胡、淡黄芩、法半夏各8克，升麻12克，黄连、细辛各3克，川芎20克，白芷、石菖蒲各10克，生甘草6克。服3剂，病去大半，继服4剂，痊愈。（《医药星期三》）

3. 龙胆泻肝口服液、茵栀黄口服液等分别服用。（《上海中医药》）

肝血不足，耳窍失养

逍遥丸加减。全当归、白芍各12克，川芎、泽泻、石菖蒲各10克，钩藤15克（后下），柴胡、山栀、天麻、炙甘草各6克。先后2次服14剂，症状大为减轻。继以逍遥丸调理，原方加夏枯草、苦丁茶各10克，服7剂。诸症自愈。

气滞血凝，久年耳聋

1. 桂甘龙牡汤加味。嫩桂枝、甘松各6克，炙甘草、白薇各10克，煅龙骨、煅牡蛎、合欢皮、百合各15克，五味子3克。服10剂，耳鸣改善，食能知味。上方去甘松加菖蒲再服5剂，耳鸣已止。继服耳聪。

2.通气散。柴胡、香附各30克、川芎15克，为末，早晚开水冲服9克。服1个月后耳聋复聪，继服2个月听力如初。（清代名医王清任创方）

食疗

1.猪腰子1对，去皮切薄片，葱白2根，韭菜7根，大米350克，加少许人参（党参亦可）、防风共剁研末，混合煮粥服用，疗效神奇。（《验方荟萃》）

2.黑芝麻30克，鲜牛奶200毫升，白糖10克，将芝麻洗净晒干，文火炒香，研末，牛奶煮沸加入芝麻末，文火再煮片刻停火加糖，随餐服食，对老年耳聋特宜。（来源同上）

3.核桃仁5个，五味子3克，蜂蜜适量共捣成糊服食，每日1次。（来源同上）

4.黑豆50克，白糖适量，将黑豆洗净，加清水泡1宿，捞出倒入砂锅中煮至烂熟（注意水要适量不宜太多），加适量白糖服食，分早晚2次服完，7天为1疗程。（来源同上）

5.银耳20克洗净，猪瘦肉20克洗净，切成细丝，粳米50克，同置锅中，加清水500毫升，大火煮3分钟，改文火煮30分钟，成粥，趁热食用，连服。（《食疗大全》）

6.山药20克，洗净、切片；枸杞子20克，洗净；乳鸽1只活杀，去皮毛、内脏，洗净切块。同置锅中加黄酒、葱、姜、盐、味精等，隔水清蒸30分钟，分次食用。（来源同上）

7.栗子50克（去皮取肉）与核桃仁50克共捣烂如泥，放入锅内，加水1碗，煮沸3~5分钟，调入白糖即成，每日1剂。（来源同上）

鼻 炎

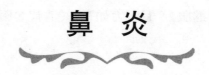

鼻窦炎

1. 葶苈子30克，瓜蒌60克，半夏10克，黄芩15克，桑白皮15克，地龙10克，连翘30克，钩藤30克。水煎服，日1剂，分2次服。连服10剂，为1疗程。主治慢性鼻窦炎。

2. 牛蒡子20克，冷水泡1小时，文火分别煎15分钟，2煎药液合在一起，频服。每日1剂，连服7天为1疗程。一般1~2个疗程即可痊愈。注：本方对热盛者疗效佳，阴寒者欠佳。（《民族医药报》）

外治疗法治疗鼻窦炎

1. 新鲜鱼腥草绞烂捣汁，每日滴鼻3次，每次4~5滴。（《中药报》）

2. 苍耳子15克，择净，加入清水100毫升，煮沸，先熏蒸双鼻孔，待药物温度下降时，以消毒棉签蘸药液擦鼻腔。每日2次，2日1剂，连续用1~2月。

3. 炒山栀30克，冰片10克，择净，研为细末，装瓶备用。每次取药末少许，用纱布包裹，塞入患侧鼻孔。每日2次，每次20~30分钟，连续用2月。

4. 苍耳子、辛夷花、白芷、细辛、鹅不食草、薄荷、金银花各等份，研为细末。每次取药物10克，置于沸水拌匀，趁热熏蒸双鼻孔，每日2次，每次10~30分钟，连续用2月。

5. 大黄适量，研为细末。每次取末5~10克，米醋或清水调稀糊，敷于双足心及肚脐孔处，纱布包扎，胶布固定，每次贴24小时。每日1次，连续用1~2月。

过敏性鼻炎

1. 熟地15克，山药、枸杞子、杜仲各12克，山茱萸9克，炙甘草、肉桂、制附子各6克。每日1剂，水煎2次，混合，分3次饭后服，1个月为1疗程。

（《医药星期三》）

2. 柴胡10克，香附、川芎、当归、赤芍、苍耳子、辛夷花、白芷各9克，黄芪18克，生甘草3克。水煎服，每日1剂。

3. 独活寄生丸，每次口服1丸（9克），日服3次，温开水送下，7日为1疗程。1~2疗程绝大多数可愈，少数好转。（《民族医药报》）

4. 连翘30克，菊花30克，辛荑15克，苍耳子1克，白芷10克，细辛6克，川芎30克，藿香15，黄芩15克，薄荷15克，桔梗15克，当归20克，石菖蒲10克，甘草10克。水煎服，1天1剂，15天为1疗程。（刘英群）

外治疗法治疗过敏性鼻炎

1. 鹅不食草100克，研细末，将药棉放入凉开水中浸湿拧干后，包药粉少许，卷成细条塞入双鼻孔中，30分钟后取出，每天1次。

2. 将削除根皮的大蒜浸入食醋中，密封1个月后食用。并每晚将鼻孔对准小瓶口熏半小时。（《当代健康报》）

萎缩性鼻炎

1. 生地15克，玄参15克，麦冬15克，白芍15克，丹皮10克，白芷10克，薄荷5克，浙贝母5克，辛荑5克，甘草5克。每日1剂，水煎服。5天为1疗程。间隔3天，进行下一疗程，可服2~8个疗程。同时配合外治：冰片3克，研末，溶于100克蜂蜜中，搅匀。用棉签蘸药涂双侧鼻腔，1日3~5次，连续用至病愈。（《健康人报》）

2. 黄连3克浸入香油30毫升中，1周后取油滴鼻，每日3次，每侧2滴，15天为1疗程。

3. 大蒜适量，捣烂取汁，加生理盐水配制成40%溶液，装瓶备用。以消毒棉签蘸液涂抹鼻腔患处。每日3次，连续2~3周。（上2方 由刘健英提供）

4. 用棉签蘸蜂蜜涂于鼻腔内，早、晚2次，晚上用水冲洗鼻腔后再涂蜂蜜更好。刘德华自疗3月基本痊愈。（《天津老年报》）

急性鼻炎

1. 用复方丹参液2毫升加生理盐水稀释后滴鼻。每日3次，每次每侧2

滴，连用3日，可使症状消失。

2. 新鲜葱白，洗净，捣烂，放几小团药棉（指甲盖大）浸汁备用。先用淡盐水清洁鼻孔，后将药棉团塞入鼻孔内，保持数分钟。效力消失，再换新团。每次塞半小时至1小时，1天2~3次。7天明显好转。（《扬子晚报》）

慢性鼻炎

1. 桔梗、元参、杏仁、橘皮、法半夏、茯苓、生姜各9克，甘草6克。水煎服，每日2次。治鼻炎经常流清涕者。（摘自《健康财富报》，为清代名医黄元御方）

2. 五味子3克，生石膏、杏仁、法半夏、元参、茯苓、桔梗、生姜各9克。水煎服，每日2次。治鼻炎鼻涕黄浊者。（资料来源同上）

上2方，一般3剂见效，如无效就停服，有效，6剂可愈。

3. 辛荑花、白芷、藁本、防风、升麻、木通、川芎、细辛、甘草各20克，共研为细末。取药粉9克，用温开水冲服。每日1次。可连续服用7~12天。（《家庭医生报》）

4. 霜打后的丝瓜藤（离地20厘米主藤）阴干后研为细末，每次取10克，水煎服。早晚空腹各服1次，5天为1疗程，休息5天后再继续服下一疗程。连用3个疗程，同时每天数次将少许丝瓜藤细末吹入鼻腔内。（《民族医药报》）

外治慢性鼻炎

1. 用消毒棉签蘸新磨芝麻油涂于患处。1次见效，2次治愈。（《家庭报》）

2. 杏仁去皮，捣成糊状，用甘草煎水调匀，涂搽鼻腔。

3. 用黄连油膏涂搽患处。

健鼻养生

1. 经常洗鼻腔，尤其早晨用冷水洗鼻最好，增强鼻子对天气变化的适应能力，从而预防感冒及各种呼吸道疾病。

2. 按摩鼻外两侧，促进鼻黏膜的血液循环，利于正常分泌。

3. 按摩鼻内，使鼻内湿润，预防鼻炎。

4. 按摩迎香穴，防治鼻病。

5. 按摩印堂穴，预防感冒和呼吸道疾病。

牙 痛

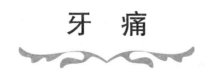

风火牙痛

金银花18克，连翘18克，牛蒡子10克，竹叶10克，荆芥10克，白芷10克，知母10克，生地15克，僵蚕10克，黄芪10克，甘草6克。水煎服，每日1剂。

风寒牙痛

防风、羌活、紫苏、白芷各10克，细辛3克，生姜3片。水煎服，每日1剂。也可服川芎茶调片。兼有头身疼痛的，可服九味羌活丸。

虚火牙痛

1. 知柏地黄丸加减。知母10克，黄柏10克，生地、熟地各15克，山萸肉10克，山药30克，丹皮10克，泽泻10克，骨碎补15克，狗脊30克，细辛3克，牛膝10克。水煎服，每日1剂。老人或身体过分虚弱的，补肾，应予以核桃肉2枚，骨碎补15克，猪腰子1个加盐蒸熟吃。

2. 服用六味地黄丸、知柏地黄丸等。

胃火牙疼

1. 生地、玄参、生石膏各15克，黄芩、黄连、升麻各10克。水煎服，日1剂。

2. 清胃黄连丸、牛黄清胃丸、牛黄解毒片等。

各种牙痛

生地15~30克，淮山药15克，山萸肉6克，云苓10克，泽泻10克，丹皮12

克, 骨碎补15克, 银花12克。每日1剂, 早晚各1次, 食后服。滋阴降火, 养肾清火固齿。治牙痛, 牙齿松动。(《健康生活报》)

应急止痛法

1. 六神丸。凡龋齿合并感染、牙周炎、牙龈炎、牙髓炎等引起的牙痛, 或实火牙痛均可用六神丸治疗。服用方法; ①取1~3粒置于患处, 一小时解缓疼痛; ②症状较重的, 每次含服4粒, 3小时1次, 2日可愈。此系老药新发现。编者推荐给不少患者服用, 屡用屡效。(《益寿报》)

2. 鸡蛋酒。取鸡蛋1个, 白酒适量。先将酒倒入碗内, 再将鸡蛋打入, 后点燃酒, 酒烧尽后鸡蛋即熟, 1次吃完。1小时止痛。(《老年报》)

3. 茶枯20克, 打碎, 加水300毫升, 武火煮沸, 文火煮15~20分钟。去渣放凉, 每次口含5~10分钟(注意勿咽下), 1日2次。

4. 骨碎补16克, 切片, 开水浸泡, 含漱, 一般5~7次止痛。

5. 细辛3克, 川椒10克, 升麻10克。水煎, 放温, 含漱, 每日5~7次, 止痛。

6. 白蒺藜根30克, 晒干, 焙干, 研细末, 取少许放齿痛处含之, 每日3~5次, 可止痛。又可固齿, 对牙齿松动者更为适宜。另方: 取鲜蒺藜1棵(根、叶、果都要), 洗净加清水250毫升, 煎汁1茶杯, 1次服下。

7. 蒲公英或金银花15克, 开水浸泡, 分次服, 每日1剂, 2日即愈。治牙龈肿痛。

8. 露蜂房, 研细末, 每日20克, 分4~5次服完。两天疼痛减轻, 3天痊愈。

9. 苍耳子5克, 焙黄去壳, 将其仁研细, 与一个生鸡蛋调匀, 不加油盐, 炒熟吃。每日1剂, 连服3剂。治龋齿、急性牙周脓肿、牙周炎、牙髓炎均有效。

10. 生大黄5克, 生甘草3克。小火水煮5分钟。日1剂, 分3次服。

护齿方法

1. 讲究口腔卫生。早晚刷牙, 饭后漱口, 保持口腔清洁。

2. 经常坚持五不过, 即硬、热、冷、酸、甜。要用温水刷牙, 不要把牙齿当工具使用, 如用牙开瓶盖。

3. 经常做口腔保健操, 每天做叩齿、搅海、咽津活动1~2次。

4. 天天使用含有维C和氟化锶的牙膏，以防牙齿缺乏营养及过敏。且对过敏性牙痛、牙齿松动疗效极好。临汾市文化宫原主任张晋生牙齿松动，牙医认为非拔掉不可。他采用维C牙膏刷牙，每天1~2次，2月余时间，牙齿坚固完好。编者牙齿松动，花了数百元治疗费，一点也未好转。用维C牙膏刷牙，同样也坚固了。牙齿过敏用含氟牙膏刷牙，很快就能止痛，是10多年自身实践经验。

夜间磨牙

山萸肉10克，泽泻15克，云苓30克，佩兰10克，益智仁30克，丹皮10克，山药30克，生地30克，藿香30克，石菖蒲10克，厚朴10克，陈皮10克，车前子15克。水煎服，每日1剂。（刘英群）

颈椎病

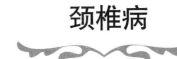

风寒湿痹

上肢沉重、无力、麻木或有肌肉萎缩，手指屈伸不利，指端麻木。药用黄芪、独活各15克，防风、当归、赤芍、白芍、姜黄各12克，生姜、炙甘草各6克。水煎服，每日1剂。

经络受阻

葛根15克，麻黄10克，桂枝、白芍、生姜、炙甘草各6克，大枣12枚。水煎服，每日1剂。

气滞血瘀

路路通、怀牛膝、独活各12克，当归、桃仁、红花、赤芍、川芎、柴胡、炙甘草各6克。水煎服，每日1剂。

痰瘀交阻

制半夏、茯苓、赤芍、郁金各12克，川芎、白芥子、当归各10克，陈皮、青皮、胆南星、枳壳各8克。水煎服，日1剂。

肝肾不足

鹿角片、鹿角胶各10克，仙灵脾30克，骨碎补、赤芍、白芍、木瓜、葛根、杜仲各15克，生地、熟地、肉苁蓉、牛膝、川芎、茯苓、泽泻各10克。水煎服，每日1剂。

外治颈椎病

1. 热敷。药用威灵仙、五加皮、苍术、乳香、没药、白芷、三棱、莪术、木瓜、细辛、黄柏、大黄、赤芍、红花、冰片各等份，研细末调匀，加食盐和黄酒适量，调至糊状，装入2个棉布袋内，置锅蒸至布袋温度达40度左右，直敷患处。2袋交替使用，每次30分钟左右，早晚各1次，药袋可反复使用。

2. 贴膏药。川乌、草乌、羌活、独活、川芎、秦艽、威灵仙、当归、骨碎补、透骨草、桃仁、红花、细辛、乳香、没药、磁石、白芥子各等份，加植物油1000克，加热熬膏，去渣炼油加铅丹成膏，待温度低于100度时将穿山甲、沉香适量研为细末，加入膏内即成。用膏药贴穴位或患处，每周换药1次，连续用1个月。

3. 涂擦。制马钱子、川草乌、威灵仙、三七、姜黄、水蛭、乌蛇、冰片等各适量。用75%的酒精适量，浸泡5~7天，涂擦颈椎部，每日4~6次，连续1个月。或羊骨头（生熟均可）100克，砸碎炒黄，浸入500克白酒中。3日后用药酒搽患处，每日3次，一般15天可愈。（《药王神篇》）

4. 药枕。羌活、独活、秦艽、防风、桑枝、葛根、赤芍、桃仁、细辛、补骨脂、川芎、五加皮、荆芥各等份研末，调匀装入布袋，制成枕头使用。

5. 穴位敷贴。当归、川芎、桃仁、红花、乳香、没药、白芷、川乌、草乌、吴茱萸、元胡、木香等各等份，研成极细末，过120目筛，用白醋适量，调成糊状备用。基本穴位：大椎、阿是穴、肩井、手三里、外关、脾俞、肾俞、涌泉穴等。操作方法：首先在要敷贴的穴位用75%酒精消毒，再将药糊敷在穴位上，用肤疾宁固定，24小时后取掉，每隔1~2日治疗1次，如起水疱，可间隔治疗次数，一般10次为1疗程。

自我治疗

1. 按摩。揉风池穴2分钟，捏颈部2分钟。

2. 摇动头颈：第一步，站位或坐位，头颈交替向左、右摇摆旋转，两侧各转40次。转时要慢、要稳、幅度要大，眼睛努力向后方看。第二步，坐位，双手叉腰，低头前弯，眼睛看地，头仰起后屈，眼睛看天，这样交替进行，动作要柔缓，各做20次。第三步，站位，双手叉腰。头向左侧偏，再向右侧偏，共做30次。第四步，坐位，缓慢地做大幅度颈部转动，顺逆时针方向交替进行，共转20周。早、晚各做1次。编者曾患此病，用上方2个月余，大见疗效，3个月余痊愈，愈后每天做1次，8年多未见复发。

3. 体操。散步：每日5000步。腰伸屈：坐椅子上，起立，坐下，再起立，反复10次，每日早晚各1次。眼球上下左右运动：反复10次。每日1回。头部运动：头先向前屈30度，抬起，再向后仰30度，左右各旋转30度。反复进行10次，动作要慢，角度不要大。坐位，耸肩：先左、右分别做，后两肩同时做。反复进行15次。

4. 甩手摆臂。①横向甩手：两脚开立同肩宽，两掌相合（掌心相对），直臂伸直于胸前。然后两手直臂用力向肩两侧朝后拉伸，至极限后，两手再直臂返回原状。反复做50次。②右脚在前、直向甩手：右脚向前一小步，两臂自然下垂，手心向上，向头后用力拉，至不能拉伸止。反复做50次。③左脚在前、直向甩手：接上式，改右脚在前为左脚在后，仍成一直线，动作同第二。反复做50次。以上三个动作做完后，再用大拇指按揉风池穴50次。

5. 干梳头。坐位或站立位，双手十指叉开，从前额正中央，由前向后，向两侧干梳，用力适中，将两鬓、两额角、耳后发际均匀地反复梳遍，梳到自然发热，头脑舒适。每天早、中、晚各梳一次。一般两三天颈部疼痛明显改变。要坚持并注意勿受风寒，勿劳累过度。

肩周炎

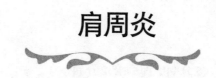

风寒凝滞型

1. 防风、当归、独活、羌活、威灵仙、桂枝、地龙、红花各10克，桑枝、炙乳香、制没药各15克。水煎服，每日1剂。同时取药渣局部热敷，每日2~3次。

2. 玉竹、桑寄生各30克，鹿衔草、白术、茯苓、牛膝、白芍各15克，炙甘草9克。水煎服，每日1剂。本方亦适于气血痹阻型。（摘自《家庭保健报》赵群 文）

气血瘀滞型

当归、赤芍、红花、丹参、桂枝、地龙、桃仁、王不留行子、炮山甲各10克，桑枝30克，地鳖虫5克。服法同上。

气血痹阻型

1. 黄芪、党参、白术、当归、川芎、红花、丹参、羌活、独活、地龙、桂枝、各10克，桑枝15克，甘草5克。服法同上。（《民族医药报》胡献国文）

2. 服用养血祛风通络的中成药，如大活络丸、独活寄生丸，每次1丸，日服3次，20天1疗程。

3. 枸杞子50克，入500克白酒中，浸泡10天。每天服1小盅。

外治疗法

1. 活螃蟹泥敷患处。活螃蟹3只，洗净，于晚7时半开始捣成泥浆，8时摊于干净的白棉布上，贴于患处，用胶布固定，棉布包裹（忌用塑料布）。5个小时左右即可解除疼痛，神效。次日8时将药物去除。再用二三次巩固疗效。此法善治因受凉风引起的肩周炎。编者自验，疗效确切。推荐给惠

百胜等患者使用，一致称赞花钱少，疗效好。（教授 高允旺）

2. 艾叶灸。用棉被将头以下全身盖好，将点燃的艾卷放于患肩适当处，灸半小时左右。二三次痊愈。善治因泡凉水较多引起的肩周炎。（临汾民间验方）

3. 桂枝、威灵仙、海风藤、络石藤各30克，煎水熏洗肩部。每天1剂，熏洗2~3次。

4. 云南白药敷贴。将云南白药用75%的医用酒精调成糊状，平摊于塑料薄膜上，贴于疼痛关节并用止痛膏固定。每日换药1次，第2天见效。一般6天可愈。（《医药养生保健报》）

5. 药醋热敷。制川乌、制草乌、生麻黄、大黄、吴茱萸、姜黄、制附子、桂枝、小茴香、甘草各20克。将上药捣成粗末，放入食醋中调成糊状。用时在锅中炒热，装入布袋中热敷患处。每次30分钟，每天1~2次。敷前将患处涂少许植物油，以防药物烧灼皮肤。有特效。（《农村医药报》）

食疗

1. 芪归炖鸡：黄芪30克，当归20克，童子鸡1只，生姜、盐适量。鸡去毛及内脏，洗净。将黄芪、当归放入鸡腹，入砂锅内加水、盐，用小火慢炖2小时，食肉喝汤。3天1剂。（《食品与健康》）

2. 葛桂粥：葛根30克，桂枝15克，薏苡仁30克，粳米60克，盐适量。先以适量水将葛根、桂枝煮沸30分钟，去渣取汁。加入薏苡仁、粳米，煮沸后用文火慢熬，至米烂粥熟时加盐调味，分2次温服，每日1剂。（《食品与健康》）

运动辅助治疗

摇肩、拉肩、反背、甩胳膊，以及在患肩周围进行点按、推、揉、捏、捶等自我按摩。

四肢麻木

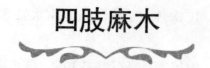

1. 黄芪120克，当归40克，用白酒1000克浸，每次饮1小盅，每日2~3次。（《中药报》）

2. 淫羊藿120克，切片，加白酒500克，浸泡4~5天，每次服20毫升，每日2次。温肾补阳，祛风除湿，效果很好。（《农村医药报》）

3. 葱白60克，生姜20克，花椒2克。水煎服，每日1剂。

外治

1. 桑叶20克，茜草、牛膝各30克，水煎频洗。连用数次即获显效或痊愈。（《医药卫生报》）

2. 生姜50克，陈醋100克，煎汤热浴四肢，每天晚上熏洗1次。治因血流不畅或冷冻引起的四肢麻木。（《民族医药报》）

食疗

梧桐叶100克，择净，放入锅中，加清水适量，浸泡5~10分钟后，水煎取汁，加大米100克，煮粥，待粥熟时加适量白糖，再煮1~2沸即成。每日1剂，连服3~5天。（《现代护理报》）

腰腿疼痛

寒湿痛

1. 热敷。独活、桑寄生、熟地、杜仲、牛膝、茯苓、党参各15克，秦芄、防风各15克，当归、芍药、川芎各8克， 甘草5克，肉桂4克。装袋热敷。

2. 足浴。羌活、独活、防风、五加皮、当归各80克。煎水洗浴，水温40~50度，1次15分钟，隔日1次，祛风散寒止痛。

3. 艾叶灸。祛寒湿有特效，科学家发现其热力可达10毫米深处，比激光还深。每日艾灸1次，每次10~20分钟，3~5次就有显著效果。

4. 取艾叶适量，装入棉布袋内，包裹患处，三伏天连续包裹。用一个夏天腰腿痛痊愈。

血瘀痛

1. 秦芄、羌活、香附各3克，桃仁、红花、当归、牛膝各9克，川芎、地龙、甘草、没药、五灵脂各6克。装袋热敷。

2. 桂枝20克，生大黄10克，川草乌10克，独活15克。水煎热敷。活血化瘀止痛。

3. 生麻黄、桂枝、透骨草各50克，制川乌、木香各15克，羌活、威灵仙、海风藤各100克，加水2000毫升，煎煮20分钟，温至45℃左右，浸洗患处20分钟。祛风除湿，活血止痛。

温热痛

炒苍术、半夏、制南星、石菖蒲、蛇床子各10克，炒黄柏、远志各5克，金樱子、芡实各12克，细辛2克。装袋热敷。

各种腰腿痛通用方

1. 骨碎补100克，狗脊150克，核桃仁50克，大枣10枚，猪尾巴一条，切碎，加盐少许同煮食。能饮酒者以白酒送服。每天1~2次，一般2天见效，3~5天可愈。

2. 红花10克，桃仁10克，乳香10克，没药10克，白芷12克，血竭6克，三七12克，延胡索15克。共为细末，用白酒闷患处，胶布固定，每天一换，2~3天可见效。

3. 骨友灵、三七酒、云南白药雾剂等涂搽，均有良效。

4. 云南白药等膏药外贴，效亦佳。

食疗腰腿痛

1. 甜瓜子150克，浸酒10天，取出研末。每服9克，每日3次。饭前用酒送服，治各种腰腿痛。

2. 杜仲20克，墨鱼100克加水煮汤，放姜、葱及适量老酒调味，食肉喝汤。治各种腰痛。

3. 橘子核、杜仲各100克，炒后研末，每次服6克，每日2次，用盐酒服送，治各种腰痛。

4. 枸杞子20~30克。沸水泡，当茶饮，治老年性腰腿痛。

5. 橙子核炒干，研细末，每日9克，白酒调服，治闪腰痛。

6. 豆腐200克，黄酒125克。共隔水炖后趁热饮食，卧床休息一小时，每日1次，治腰扭伤痛。

7. 老桑枝100克，老母鸡1只，去内脏除毛，加清水同煮。主治风湿性慢性腰疼。

自我按摩

1. 按摩睾丸。以轻、柔、缓、匀舒适的手法，思想专一，两手左、右各揉81次。最后，两手搓肚脐顺逆各81次。

2. 搓腰背。两手掌放在腰背部上下均匀搓命门至腰阳关穴和两边的软腰100多次，至腰背感热。

3. 搓腿肚和足心。先搓两腿肚，上至委中，下至承山、飞扬共100次，后搓两足心100次。每天早晨起床前和晚上睡觉前进行。治挫伤，半年效佳。（患者王俊士自疗经验）

运动预防腰背痛

1. 坚持经常步行，每天不少于1小时。

2. 腰挺直蹲下，重心放在脚后跟上，再蹲下，再直立，每天5分钟。

3. 悬身运动。每天早、晚2次，每次做5分钟。1~3个月效佳。

4. 倒行，循序渐进，由少到多，由慢到快，每日1~2次。

日常起居防伤腰

1. 保暖，不伤风过凉。

2. 轻松，不超量负重，过于劳累。

3. 不久站，不久坐。

4. 行动缓慢，特别是走路转弯要慢。

坐骨神经痛

1. 桂枝30~60克，白芍、黄芪各15~30克，当归、牛膝、独活各15克，甘草6克，大枣10枚，生姜5片。水煎服，每日1剂。一般1剂见效，3剂可愈。服药后，需盖被取暖。体阳盛者慎用。（《民族医药报》）

2. 白花蛇2条，防风18克，当归18克，白芷36克，血竭18克，威灵仙38克，透骨草18克。共研细粉，每次3克，日服3次，半月为1疗程。一般用药3个疗程，即愈。

3. 当归、牛膝各15克，白芍、威灵仙、鸡血藤各30克，制川乌、草乌各3克，细辛3克，桂枝、甘草各10克。水煎服，1日2次。

4. 细辛、麻黄各12克，木瓜20克。加水250毫克。煎1小时。日1剂，分2次服。

5. 桑树根（连皮）750克，洗净入锅，加水3碗，煎至1碗，加白糖50克，每日1剂，连服3剂。服药期禁止下水劳动。

6. 桂枝12克，炙甘草、制川乌、川牛膝各9克，白芍、丹参各15克。水煎服，每日1剂。5~7天为1疗程。痛甚者加制乳香、制没药各9克；下肢麻木甚者加全蝎9克。一般2~3个疗程，可获满意效果。（《农村医药报》）

食疗

1. 马铃薯、胡萝卜、苹果各300克，芹菜200克，蜂蜜30克，前四样榨汁加蜂蜜饮之。

2. 粳米60克，羊肉50克，生姜10克，煮粥食之。（许 天）

3. 平胃丸。口服，每次9克，日服3次。以黄酒和温开水各半送服，10天为1疗程，连用2~3个疗程。有效率为94%。（《医学报》）

4. 童子鸡1只，芦根50克，党参50克，2药装入鸡腹，用棉线扎好，放入砂锅，慢火炖烂。分2顿吃完。如1只不愈，2天后再吃1只，一般可愈。注：男患者吃母鸡，女患者吃公鸡。

外治

1. 陈艾叶60克，加水1000毫升，煎汤。热洗患处，每天2次。

2. 鸡粪3千克，鸭粪1千克，混拌匀，加入食醋500克，装入布袋，溻患处，多溻几次，即效。

3. 当归、红花、乳香、没药各10克，川芎、牛膝、乌蛇、血竭各20克，苏木、川断、枸脊、防风、独活、羌活各40克，鸡血藤50克。水煎汤，洗患病腿，每天1次。（《燕赵老年报》）

体操疗法

1. 双手扶在床架、椅背或桌边，上体保持正直，双腿伸直交替后伸，同时抬头挺胸，动作幅度由小到大，每天做1~2次，每次2~5分钟。

2. 两足分开站立，两手叉腰，上体前曲、后伸，左右侧曲和做轻度的环转练习，每次2~5分钟。

3. 两足平行站立，上体保持正直，两手叉腰，做深蹲练习，每次2~5分钟。

4. 将腿抬起呈90度，脚跟放在凳上，两上肢伸直，交替用手接触脚趾，上身左右转动。

5. 两手握拳，屈肘成90度，放于身体两肋部，再摆摇双肩，两手也随之摆动。（《老年报》）

骨质增生

1. 芍甘回春汤。白芍30克，丹参15克，制乳香（布包）6克，鸡血藤15克，木瓜15克，威灵仙15克，白花蛇舌草6克，伸筋草15克，制没药6克（布包）。水煎服，日1剂。在治疗中随症加减：颈项痛加葛根，肢体麻木加薏仁，腰痛加桑寄生，腿痛加独活。祛风通络，有效率97%。（《光明中医》）

2. 补骨脂、核桃仁、杜仲各200克，研极细末，加大蒜300克（煮熟），共混合炼蜜为丸，每服10克，每日3次，3天为1疗程。补肾、散寒、止痛。主治腰椎或颈椎骨质增生，效果较好。（《大众卫生报》容小翔）

3. 白花蛇4条，威灵仙72克，土鳖虫、血竭、透骨草、防风各36克，共研细末。每服3克，日服2次，开水送服。注：此为1个月药量，一般服完药后，症状即可减轻或消失。（陈树人）

4. 熟地、鸡血藤各30克，肉苁蓉20克，牛膝、白芍、黄芪各15克，炒杜仲、当归各12克，淫羊藿、红花、补骨脂各10克，木香3克。水煎服，每日1剂，10~15天为1个疗程。主治跟骨骨刺。（《大众卫生报》容小翔）

外治

1. 补骨脂、核桃仁、血竭15克，牛膝12克，乳香、没药各9克，红花、桃仁、生川乌、生草乌、白芥子各6克，生半夏、生南星、松香各10克，樟脑粉12克（另包），葛根12克。治颈椎骨质增生。上方加桑寄生15克治腰椎增生，加大黄30克治膝关节增生。用法：将上药烘干研细末，入锅炒热，再加樟脑粉，用酒拌湿（以手握松开即散为度），装薄纱布袋内，熨烫患处。待凉后，再炒热，拌酒，入袋敷患处，如此敷1个小时。日1剂，早晚各1次，2次共敷2小时。1疗程3天，若未显效者休息2天，再行第2个疗程。敷3剂诸症消失。

2. 将山西陈醋300毫升加热，把纱布口罩放入醋内浸湿，捞起拧成半干放到颈部最痛的部位。再用75~80℃的热水袋，放在口罩上，热敷30~40分钟，每日1次。如疼痛较重，又有头痛等症状，每日可敷2次，早晚各1次。2剂见效，最多10~12次，可愈。（《云南老年报》）

3. 虫木屑（老柳树虫洞中的木屑）1千克，放锅内，以文火烤黄，拌入热醋，装入布袋，敷在患处，每天3~5次，5天换1次木屑，10天见效，20~30天痊愈。

4. 生川乌、生草乌各等份，共研细末，放入布袋，扎紧袋口，敷患处，隔日换药1次，效果甚好。

5. 活蚯蚓数条，加少许糖拌和，待化为黏液时涂于患处，上盖几层白纸，纸上包白布，用热烙铁（热至能忍受为度）熨至液干。每天2次，连熨4周。

骨质疏松

1. 肝肾阴虚：六味地黄丸加减。熟地黄15克，山萸肉9克，山药15克，泽泻9克，茯苓15克，丹皮9克。水煎服，每日1剂。

2. 真阴不足：左归丸加减。山药39克，熟地15克，山萸肉9克，枸杞子9克，牛膝15克，菟丝子9克，鹿角胶9克，龟板9克。水煎服，每日1剂。

3. 肾阳虚：右归丸加减。熟地15克，山药15克，山萸肉9克，枸杞9克，制附子9克，当归10克，肉归10克，鹿角胶9克，杜仲9克，菟丝子9克。水煎服，每日1剂。

4. 气血两虚：八珍汤加减。当归9克，川芎9克，白芍9克，熟地15克，人参9克，白术9克，茯苓15克，甘草6克。水煎服，每日1剂。（弓木）

原发性骨质疏松

1. 制附子5克，全蝎4克，鹿角胶、紫河车、续断、白术、香附、当归、瓦楞子、五味子、龟板各10克，杜仲、菟丝子、黄芪、牡蛎各15克，仙灵脾18

克。每日1剂，分3次服。（王宗辉）

2. 熟地、首乌、女贞子、牡蛎、黄芪各12克，枸杞子、五味子、紫河车、龟板、白术、香附、当归、续断、瓦楞子、仙灵脾各9克，山萸肉10克，全蝎4克。水煎服分3次服，每日1剂。治原发性骨质疏松（肝阴虚）。（王宗辉）

食疗

1. 乌豆猪骨汤。猪脊骨500克洗净用水焯过。乌豆30克洗净泡软。同入砂锅中，加清水，葱适量，大火煮沸，文火煲2~3小时，调味后食用。补肾、活血、祛风、利湿。适用于老年人骨质疏松。

2. 虾皮鸡蛋汤。鸡蛋2个，虾皮10克，芹菜嫩叶少许，淀粉加水备用。先将清水煮开，倒入淀粉汁搅匀，放入虾皮，倒入鸡蛋汁煮沸，放入芹菜叶调味，汤熟即成。益气补血，补充钙质，适用于老年人骨质疏松。

3. 肉末炒豆腐。口蘑100克，切成小片，水焯，备用。肉末100克。豆腐250克，切小块，热油煎至微黄，备用。热油煸炒肉末及少许葱、姜，加入备好的口蘑、豆腐及酱油、料酒即成。益气补血，补充钙质。适用于老年人骨质疏松。

4. 核桃莲子粥。核桃仁30克剁碎，莲子15克去心，淮山药15克，红小豆15克，粳米100克。同入锅中，加清水煮至米烂成粥，调味后食用。补肾壮阳，健脾益气。适用于脾肾两亏者。

体育疗法

1. 颈部运动。一是隔墙看戏。想象自己面前有一堵墙，墙那边在演戏，自己在墙这边伸长了脖子看。二是头手对抗。双手交叉放在脑后，两肘分开，双手向前用力，脖子向后用力。

2. 肩部运动。将胳膊向前抬起与肩平，胸部向前弯曲，将半块砖放在肘部，累时休息，再做，连做3次。肘部运动，两手各握一只500克重的物品，然后两臂上举。

3. 腰部运动。趴在床上将小腿抬起，让小腿与床面呈30度的夹角，累时休息，再做，连做3次。此外还有的专家提出做扩胸、扩背、压臀等运动，可根据自身状况选用。

运动是防治骨质疏松最有效、最安全又没有副作用的方法，每星期运动3次，每次30~40分钟，有助于维持骨密度。（北京全民健身讲师团秘书长赵之心）

无症状高尿酸症

石斛（耳环石斛）2克，或金石斛10克，生地10克。连蒸4次：第1次加80毫升水浸泡3小时以上，蒸取汁，早晨服。第2次加水50毫升，蒸取汁，晚睡前服。第3次加水50毫升，蒸取汁，第2天早晨服。第4次加水50毫升，蒸取汁，第2天晚睡前服。连续服用20天，一般高尿酸可大量下降，达到标准以内。重者继服10~20天。（曹俊德）

痛 风

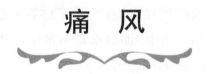

急性

1. 薏苡仁30克，忍冬藤、玄参各15克，当归、牛膝、木瓜、黄柏、苍术、独活、金银花各10克，甘草8克，细辛3克。每日1剂，分2次温服。同时配以外洗，即威灵仙15克，黄柏20克，苍术、牛膝各30克，薏苡仁、忍冬藤各50克。煎汤浸足，趁温热泡洗。每日1剂，早晚各泡洗1次。（《医药养生保健报》）

2. 金钱草30克，海金沙18克，车前草30克，防己10克，薏苡仁30克，桂枝12克，知母10克，赤芍10克，威灵仙30克，银花藤30克，豨莶草20克，土茯苓20克。水煎服，每日1剂。此为基本方，可随症加减。（《上海中医药报》）

慢性

1. 苍术、白术、牛膝、黄柏、木瓜、忍冬藤、夜交藤、茯苓各10克，桑枝、薏苡仁各30克，木香6克，细辛3克。水煎服，每日1剂。此为基础方，可随症加减。有患者服10剂，疼痛全消。（全国名老中医章真如经验方）

2. 滑石40克（布包），加水500毫升浸泡30分钟后煮沸，频服代茶饮，每日1剂，7天为1疗程。一般2~3个疗程可见效。（《家庭卫生报》）

3. 金钱草30克，海金沙18克，车前草30克，防己10克，薏苡仁30克，桂枝15克，威灵仙30克，地龙10克，牛膝10克，豨莶草20克，赤芍10克，乳香10克，姜黄10克，伸筋草30克。水煎服，每日1剂。此系基础方，可随症加减。

外治

1. 黄柏、苍术、大黄、白芷、青黛各适量，按2∶2∶2∶2∶1的比例研末，过筛备用，根据病变部位及范围，取上药加蜂蜜调为糊状，敷于患处，覆盖有光纸，用纱布绷带包裹，每日换药1次，3天1个疗程。

2. 木芙蓉叶30克，木芙蓉花30克，择净，放入罐中，加清水适量，浸泡5~10分钟。水煎取汁。待温时，足浴。每日2次，每次20~30分钟，每日1剂，连续用2~3周。

膝关节疼痛

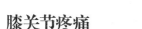

膝关节疼痛

这种疼痛是由多种病和创伤引起的。

创伤，重伤立即到医院治疗。轻伤卧床休息，口服止痛、消炎药，外用红花油、骨友灵、三七酒等，少走路，多休息，可治愈。

类风湿性关节炎

1. 活动期应祛寒除湿，和血通络。药用：黄芪15克，防己、防风、白术、秦艽、川芎、羌活、独活、桂枝、当归、茯苓各10克。水煎服，日1剂。若出现关节红肿热痛，得凉则痛减，关节灼热，小便赤黄，大便不爽，应清热除湿，宣痹通络。药用：防己20克，连翘、苍术、焦山栀各15克，黄柏、薏仁各10克，赤小豆、滑石、蚕砂、怀牛膝各30克。服法同上。

2. 缓解期应活血化瘀，祛痰通络。药用：当归、秦艽、桃仁、红花、香附、地龙、五灵脂、没药、羌活、川芎、制半夏、枳壳各10克，牛膝30克。水煎服，日1剂。若形体消瘦，关节变形，眩晕，气短，指甲淡白，应补气血，益肝肾。药用：党参、杜仲、牛膝、茯苓、黄芪各15克，细辛5克，桑寄生30克，独活、秦艽、防风、当归、芍药、川芎、地黄、白术各10克，肉桂3克。日1剂，水煎服。（安徽省中医学院　刘健）

3. 薏米30克，麻黄8克，杏仁8克，加水煎服。对于风湿表证有发热者，可清热舒筋。对腰膝酸痛者，可用薏米30克，当归、续断各10克。水煎服。可止痛。

4. 防风3克，荆芥3克，川芎3克，甘草3克，苦参15克，当归6克，苍术10克。日1剂，水煎服。

5. 鲜生地90克。水煎2次服，每日1剂，连服3日。停药3日后，继续服用。对关节红肿、热痛，疗效满意。注意：脾肾阳虚者忌用。大便稀溏者暂停使用。

外治

1. 桂枝20克，生大黄10克，川草乌10克，独活15克。水煎热敷。

2. 生姜、葱白各等份，切细，共捣烂炒热，以布包之熨患处，冷则换之，每日3次。

3. 适量艾叶，水煎熏洗、灸、包裹，祛风湿有特效。

4. 丹皮3克，黄柏6克。水煎，先用热气熏鼻，待水温适当时，足浴。每日1~2次，每次20~30分钟（药液以浸过脚背为宜，水凉时可对开水）。（《医药养生报》）

体育疗法

1. 站桩。上身直立，双脚左右分开同肩宽，屈膝120~135度。每天2

次，每次3~5分钟。

2. 盘腿静坐。上身直立，盘腿坐于床上5~10分钟，每大2次。

3. 双膝跪坐。上身直立，双膝弯曲外翻。治膝关节骨刺痛。

4. 坐着或躺着膝盖弯曲，将脚跟移动到臀部支持10秒。重复15次。

5. 站立，大腿四头肌伸张，扶着踝部，尽量弯曲支持10秒，重复15次。

6. 躺着，小腿伸张，用带子绕脚部。保持膝盖挺直把脚拉向前，支持10秒，重复15次。

7. 站着或躺着，提高直伸的下肢，膝盖保持挺直，把脚抬高支持10秒，重复20次。（《当代健康报》）

脚跟痛

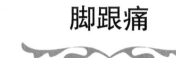

外治

1. 取中华跌打丸2粒，以白酒适量溶化成软膏，把药膏摊于布上贴在洗净的患处，胶布固定，以热水袋定时加热，12小时换药1次，每日2次。1周痊愈。临汾行署原建设局副局长杜文秀，用此方治脚跟痛，1周治愈。

2. 取乌梅适量去核加入醋少许捣烂，再加入少许盐，搅匀，敷在患处，用纱布盖好，胶布固定，每天换药1次。3天显效。

3. 取川楝叶30~60克，加红糖适量，捣烂成膏状，敷于患处，24小时后更换，用药2~3次痛疼基本消失。

4. 取姜黄、赤芍、栀子、防风各12克，穿山甲6克，冰片3克，上药共研成粉末用醋调成糊状敷患处，外用塑料薄膜包扎固定，夜敷日除，药干加醋每剂可连敷3夜。1周为1疗程。

5. 制川乌、制草乌、当归、川断、杜仲、透骨草、木瓜、川牛膝、红花各等份。研为细末，每次取20克，加醋调和，涂于患处，胶布固定。每日1次，10日为1个疗程。

6. 生半夏10克，胆南星10克，川乌10克。研粉，调膏。用法：热水泡脚

擦干。抹一层药膏，用风湿止痛膏固定。3天换1次药，连用4次。同时，配合口服六味地黄丸疗效更佳。（刘英群）

熏洗法

1. 米醋1千克，适当加热，每日浸脚数次，每次1小时，2日1剂，连续30~60天。若加入30克威灵仙同煮，疗效更佳。

2. 皂角刺80克，陈醋1千克，共置盆中，煎沸后洗脚后跟部，每日2次，每剂2天，15天为1疗程，连续用1~2个疗程。

3. 夏枯草50克，食醋1千克。将夏枯草放入醋中浸泡1~2小时，然后煮沸15分钟，倒入盆中先熏患处，药温时泡脚跟1~2小时，每晚1次，6~8天即愈。

4. 川芎 20克，川乌20克，川牛膝30克，川断30克，威灵仙30克，木瓜20克，透骨草30克，鸡血藤30克，元胡20克，乳香20克，没药20克，芒硝（另包）50克，食醋250克。将前12味药加冷水3000毫升，浸泡1~2小时，煮沸30~40分钟，倒入盆内，加芒硝、食醋搅匀。先用热气熏蒸患处，待水温不烫时浸洗患处。水温下降时可加温再洗。每次熏洗时间不少于1小时，早晚各洗1次。1剂药可用2天。2周左右可治愈。屡用屡验。

5. 当归30克，威灵仙30克，川断15克，乳香15克，没药15克，栀子15克。水煎，洗脚，日2~3次，每次20分钟。

食疗

1. 猪蹄伸筋汤。猪蹄2只，伸筋草60克，调味品适量。将猪蹄洗净，剁块；伸筋草用布包上，放入锅中，加水同煮猪蹄烂熟后，去药包，调味。煮1~2沸即可，饮汤食肉。每周2~3剂。可补肝肾，祛风湿，强筋骨。

2. 海带薏仁蛋汤。海带、薏仁各30克，鸡蛋3个。薏仁淘净、海带切丝，同入高压锅中，加水炖烂，连汤备用。用植物油将鸡蛋炒熟，倒入海带汤内，待沸后，加入调料即成。可补肾健脾。

3. 核桃红枣羊骨汤。核桃仁100克，红枣（去核）10枚，羊骨头250克（打碎），同入锅炖熟，调味服食，每周1~2次。补益肝肾，活血通络。

脱 发

气血双虚

忙碌焦虑，纳差失眠，头晕乏力，大便不成形，发际周边少许脱发。药用薯蓣丸加味：山药30克，干地黄25克，白芍15克，白术20克，云苓12克，党参12克，柴胡15克，桔梗15克，麦冬15克，防风9克，大枣5枚，桂枝8克，当归12克，神曲9克，甘草8克，女贞子15克，制首乌15克，旱莲草15克，阿胶（烊化）9克。连服7剂，夜能入睡3~5小时。上方加合欢皮20克，连服2月，食欲增，头发已渐长，再进上方3个月，全头黑发，稍有白，继用二至丸调理，一年后发黑如墨。

脾肾阳虚

因忙碌且情志变动较剧，一个月间全头乌发已不见，腰膝酸软，四肢不温，喜暖畏寒，自汗恶风，纳差便溏。药用：黄芪20克，白芍15克，桂枝9克，生姜3片，大枣4枚，干姜6克，郁金15克，党参15克，云苓20克，杜仲15克，菟丝子12克，甘草8克。服7剂，四肢转温，恶风减轻，再进10剂，大便成形，畏寒消失。继服上方2个月，体力增，发渐生。再以肾气丸调理月余，痊愈。（上2方由吴沛田提供）

肝脾不和

因急躁失眠而脱发，近1个月秃顶明显，伴头晕乏力，胁胀少食，大便溏泄或秘结，心烦口苦，易感冒，时有呕恶。药用：柴胡12克，黄芩12克，党参15克，半夏12克，甘草8克，桑葚15克，女贞子15克，香附12克，郁金10克，云苓20克，生姜3片，大枣5枚，百合30克，陈皮9克。每日1剂，连服7剂。药后头晕、心烦减轻，能眠3~4小时，续服15剂，大便每日1次，睡眠达5~6小时，顶秃处有毛发生出。上方去百合再服3个月，黑发满头。

湿痰内阻

症见晨起枕头上散见头发。头目眩晕，食欲不振，口淡不渴，大便不爽。药用：半夏15克，厚朴12克，云苓20克，生姜4片，苏叶6克，槟榔15克，青、陈皮各8克，川芎15克，大黄5克，胆南星9克，土茯苓60克。服5剂，大便通畅，饮食增加，腹胀减轻。继服10剂诸症减轻，再服1个月头发渐生。3个月痊愈。再以逍遥丸调理月余，未见复发。

瘀血停滞

长期工作忙碌，面色晦暗，肌肤乏润，少腹疼痛时作，口干不欲饮，胁痛隐隐，大便不畅，烦躁易怒，失眠健忘，舌边瘀斑。方药：桂枝8克，云苓20克，丹皮15克，桃仁12克，白芍15克，赤芍30克，红花9克，鸡血藤20克，川芎15克，女贞子15克，制首乌15克。服7剂，少腹疼痛减轻，大便通畅。加百合30克，继服15剂，诸症减轻，脱发减轻。继服2月，诸症消失，睡眠6~7小时，痊愈。以六味地黄丸巩固。（上3方摘自《中国中医药报》）

各种脱发

当归15克，补骨碎30克，何首乌30克，天麻10克，旱莲草15克，黄芪30克。1天1剂，水煎服，15天为1疗程。（刘英群）

外治

1. 桂枝20克，甘松10克，加水1500克，煎10分钟，去渣，汁温40℃时洗头，每天1次，连洗2个月。

2. 食醋150毫升，加热水200毫升趁热洗头，每日1次，常洗见效。

3. 鲜侧柏叶30克，霜桑叶15克，骨碎补12克，皂角3克。研末，放入大口瓶中，用75%的酒精浸泡，酒精以漫过药为度，将瓶口密封，7天后即可使用。用时以纱布滤出部分药液，用脱脂棉蘸之涂抹患处，每日3~4次，治愈为止。

4. 生姜皮（焙干）、人参（研为细末）各30克。将生姜切断，蘸人参末擦落发处，隔日1次。适用于精神因素导致的脱发。（《扬子晚报》）

5. 生芝麻40~100克，与淘米水2.5~3.5千克，煎至刚沸腾即可，稍冷

（50℃左右），去药。每天洗发1次，4天见效。洗发后不立刻冲洗，1个小时后再冲洗。斑秃用此方有效。如用生姜搽患处，效果更好。（《老年生活》）

食疗

1. 桑葚、黑豆、芹菜各30克，大枣10枚。煮汤服食，每日1剂，连服15~20日。滋阴养血，补益肝肾。适于脱发。

2. 龙眼干5枚，黑木耳15克，冰糖适量。煮汤服食，每日1剂。补心健脾，养血活血。适于血虚脱发。

3. 山楂60克，荷叶1张，粳米100克。前2味水煎取汁，对入粳米粥内即成。每日1剂，2次分服。活血利湿，清热解毒。适于溢脂性脱发。

4. 大枣、生地、熟地各20克，何首乌、黑芝麻各15克，粳米100克。前3味水煎取汁，备用，后3物加水煮粥，熟后对入药汁即成。每日1剂，2次分服。连服15~20日。益气养血补益肝肾。治脱发。

5. 枸杞子30克，大米100克，加水煮至5成熟时加黑芝麻30克，再煮熟即成。每天1次，连服20~30天。治肝肾不足所致之脱发。

6. 何首乌、侧柏、黑芝麻、旱莲草、女贞子、生地各30克，陈皮15克，川椒9克，大青盐13克。加水3000毫升，煎至1500毫升，取药汁，放入黑豆500克，煮至药汁全部被黑豆吸收为止，将豆晒干后，每次服60粒，每日3次，治愈方停。

7. 龙眼干10枚，大米60克，加水煮粥，八成熟时加入木耳15克（泡发、洗净、撕成小片）、红糖适量，再煮至粥熟即成。每日2次，连服15~20天。适于心脾双亏，气血不足所致之脱发、白发。（上7方摘自《食疗大全》）

斑　秃

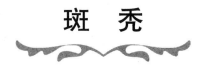

1. 何首乌、当归、柏子仁各等份。共研细粉，过筛，加蜜制丸，每丸重9克，每次服1丸，每日服3次。养血宁心，治脱发、斑秃。

2. 柿饼100克，切碎，与枸杞子30克，共置锅内加水煎汤饮服。每日1剂，连服10~15日。治肝肾不足型斑秃。

3. 红枣12枚，制首乌24克，鸡蛋2个，红糖适量。共置锅内，加水同煮，鸡蛋熟后去壳再煮30分钟，拣出红枣、首乌，调入红糖服食。每日1剂。治血虚风燥型斑秃。

4. 鸡内金100克，炒至焦黄，研为细末。每次服1.5克，每天3次，饭前用温开水送服。对兼有饮食停滞者其效特佳。对气血两虚者，疗效欠佳。

外治

1. 生姜30克，鲜柏叶50克，红辣椒30克，白酒泡2天，取生姜蘸酒，每天擦涂患处5~7次。10天后会有新发长出。（刘英群）

2. 鲜姜片蘸食醋擦患处，每天5次，每次2分钟，10天见效。

食疗

核桃仁50克，打碎，与黑芝麻20克混合，烙饼时撒于表面，烙熟即可。用于精血不足所致的斑秃。（《食疗大全》）

白 发

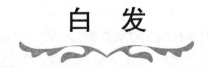

1. 龟板、黄芪各30克，肉桂10克，当归40克，生地、熟地、茯神、党参、白术、麦冬、陈皮、山萸肉、防风各15克，五味子、羌活各12克，枸杞、川芎各15克。水煎服，一般2~5剂可愈。并坚持经常梳发，以疏通经络，用生姜、蒜瓣擦头皮，1日1次，擦后用清水洗净，再擦些酒精，以刺激生发乌发。

2. 熟地30克，桃仁、山萸、桑叶各240克，白术、生何首乌各60克，白果90克，黑芝麻120克，北五味60克，山药300克，花椒30克，乌头皮120克，胡桃肉90克。制成蜜丸，每日以开水送服15克。（黎开模）

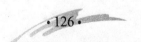

3. 何首乌、生地各5克。开水冲泡，当茶饮。治少白发，不过半年可变黑。

4. 生首乌、熟地各90克，黑芝麻、桑叶各60克，万年青1000克，元参15克，白果30个。共研细末，以蜜制丸。每天早饭后服2丸，1个月后头发变黑，5个月后不再白。

5. 女贞子500克，巨胜子250克，研末，每次服10克，每日2~3次，温开水送下。

6. 旱莲草、五味子、菟丝子、柏子仁各10克，女贞子、枸杞子各20克。煎20分钟，每日1剂，连服5~7日。治肝肾虚引起的须发早白等症。（《健康咨询报》）

外治

1. 桑白皮30克，五倍子15克，青葙子60克。水煎取汁，外洗。

2. 酸石榴100克，五倍子150克，芝麻叶50克。研细末，投入用铁器盛的水内，取汁外涂。

3. 大蒜2瓣，姜1块，共捣成泥状，擦头皮，再用水冲洗，连用3~4个月即可生效。

4. 桑白皮90克。锉细，煮5~6沸后，去渣，频抹鬓发，自不坠落。（《科学生活报》）

食疗

1. 首乌100克，鲜鸡蛋2个，加水适量，蛋熟后去皮再煮半个小时，加红糖少许再煮片刻，吃蛋，喝汤。每3天1次。一般服2~3个月可黑发。（刘志国）

2. 黑豆500克，加水1000毫升，用文火煮至黑豆涨大，取出晾干，撒细盐少许，装瓶备用，饭后用开水送服。每日2次，每次6克。治脱发、白发。

口腔炎

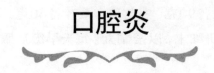

实证

常见心脾积热，发病急骤，口腔黏膜溃疡点数目较多，有时可融合成片，有灼痛感，伴口干，心烦，大便干结或数日1次。治宜清热泻火。

1. 金银花30克，连翘30克，菊花20克，桑叶20克，黄芩15克，黄连10克，黄柏12克，甘草6克。水煎服，连服10剂为1疗程。

2. 黄连6克，黄芩10克，生地6克，赤芍药8克，石斛8克，牡丹皮9克，栀子6克，金银花10克，石膏12克，竹叶10克，甘草5克。水煎，混合2次煎液，分3次服。清热泻火，解毒滋阴。（《医药卫生报》）

3. 黄芩、黄柏、黑山栀各15克，黄连5克。水煎，早晚饮服。（上5方摘自《家庭保健报》）

4. 牛黄解毒片、银黄含片。

虚证

治宜滋阴降火。

1. 地黄30克，丹皮15克，泽泻15克，茯苓15克，山药20克，山茱萸20克，知母20克，黄柏15克，胆草15克，白芨20克，黄芪20克，甘草6克。水煎服。可配合知柏地黄丸、牛黄清心丸服用。（《健康之友》）

2. 麦冬15克，生地20克，石斛30克。水煎2次，混合后分3次服，每日1剂，连服4剂。

3. 知柏地黄丸、六味地黄丸。金匮肾气丸治疗肾阳亏虚口腔炎，每日3次，饭前1丸（9克）。经治60例，全部是5日内治愈。（《医药星期三》）

外治

1. 六神丸，每次2粒，含在溃疡面上，每日3次。（《家庭保健报》）

2. 用消毒棉签蘸取庆大霉素注射液轻涂口腔内溃疡面，每日4次，即三餐后和睡前、漱口后涂上药液，一般2~3日即愈合。如果是多发性口腔溃疡或口腔糜烂，可将该药加注射用水稀释成10毫升，含3分钟吐出，每6小时1次，疗效良好。

3. 用消毒棉签蘸云南白药粉涂敷溃疡面，大多数患者3天后痊愈。

4. 维生素B2、维生素C各1片。研成细末，拌匀。用无菌棉球蘸少许，涂于溃疡面上，持续5~10分钟，一般3~4次可愈。

5. 用棉签蘸适量西米替丁注射液，涂于口腔溃疡面上，每日3~4次，连用1~2日即愈。（《老年报》）

烧伤、中耳炎、伤疮

鸡蛋油30毫升，红霉素（针）2支，混合后外用。先消毒、清洁，后涂药。（鸡蛋10个，煮熟取蛋黄，压碎，在勺子里熬，边煎边拌，直至发黑冒烟时，油就产生了，倒在小碗内即可）（刘英群）

黄水疮

1. 茯苓15克，苍术、荆芥、蒲公英各10克，防风、黄芩、半夏各5克，当归5克。水煎服，4剂可治愈。（《安徽老年报》）

2. 蛇床子、黄柏、大黄各9克。水煎，分2次服。一般连服5~7剂可愈。（《上海中医药报》）

外治

1. 生大黄30克，黄连30克，黄柏30克，乳香15克，没药15克。共研细末，用芝麻油调成糊状，外敷创面。一般1~3次即愈。（《中国中医药报》）

2. 黄连适量研细末，患处渗液多者撒干药粉，渗液少或无渗液者用香油调糊涂之。每日3~5次。（《民族医药报》）

3. 枣树根烧炭、槐树皮烧炭、杨树皮烧炭、黄瓜秧烧炭、鸡蛋壳炒黄，以上五物分别研为细末，任一物取适量，干涂或香油调涂患处，即有效。（《民族医药报》）

4. 槐树枝500克，冰片少许。将槐树枝烧炭存性，研为细末，加入冰片调均匀备用。用时以香油调涂患处。根据病情轻重，每日抹药1~2次。

冻　疮

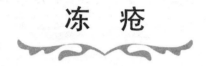

当归15克，桂枝12克，赤芍10克，细辛3克，通草6克，甘草6克，大枣8枚。水煎服，每日1剂。温经散寒，活血化瘀，消肿止痛。治疗冻疮非常有效。

外治

1.当归、赤芍各2克，红花、细辛各9克，防风、荆芥、桂枝、艾叶各10克，乳香15克，生姜30克，甘草10克，白矾30克。加水，煎煮5~10分钟，倒入盆内，熏、洗、浸泡患处20分钟，每天1次。每剂药熏、洗、浸泡2次。下次用时，将药液加水煮沸再用。一般轻者用药2~3天，严重者5~7天即可痊愈。（《医药卫生报》）

2.蛋黄油（熟鸡蛋的蛋黄放在铁勺内，用文火炒出的黄黑色油）。冻伤，局部红肿痒痛，未破溃时，可用红辣椒、桂枝各等份研末，加蛋黄油调涂患处；若冻伤已溃破，用金银花炭、冰片按10∶1的比例研末，以蛋黄油调涂患处，保护溃疡面使其结痂。疗效满意。（贾建军多年实验方）

3.云南白药。对早期红斑型冻疮，可取云南白药酊，用药棉蘸少许外搽患处。每天3~4次，连续1~2周；对未破的冻疮，可取云南白药适量与黄酒适量调敷患处；已破溃者，可将白药粉撒于破溃处，消毒纱布包扎，次日便可结痂，1周内可愈。冬至后每日取云南白药酊外搽易生冻疮处，可预防冻疮。（胡献国）

4.京万红烫伤膏。每日涂患处1次（涂前先用温开水把患处洗净），治冻疮溃烂数十例，均获佳效。（刘志恒）

5.茄子根10个，花椒3克。水煎，洗患处，每日数次；或柿子皮适量，炒炭研末，以香油调涂患处。（《健康之友》）

食疗

1.当归30克，生姜20克，羊肉500克。加水煎煮，加盐、调料，久服。

2.生姜、当归、红花、川芎各10克。同浸于500升白酒中，1周后即可服用。每日2次，每次10毫升。（刘爱民）

口干症

1. 北沙参20克，玄参15克，山药30克，五味子10克，乌梅30克，茯苓15克，玉竹12克，太子参12~15克，天冬、麦冬各12克，枸杞子10克。每日1剂，文火煎2次。早晚各服1次。（《中国中医药报》）

2. 童参20克（另煎冲对服用），北沙参15克，玄参10克，黄芪18克，麦冬15克，乌梅12克，玉竹15克，五味子12克，枸杞子18克，淮山药25克，茯苓12克。每日1剂，分早晚各服1次。一般连服1~3剂即愈。（《大众家事报》）

3. 太子参、黄芪、茯苓各20克，沙参、玄参、麦冬、乌梅、玉竹各15克，山药30克，五味子10克。文火煎2次，一起对匀，早晚分服，每日1剂。（《医药星期三》）。

4. 石斛、玉竹各15克，山药18克，黄精12克。日1剂，水煎服。不效者，加人参9克。（《民族医药报》）

5. 北沙参、枸杞子、麦冬适量。每天用开水冲泡，代茶频饮。

6. 枸杞子9~12克，玄参10~15克，甘草6克。泡水，代茶饮。每日1剂，早晚各1次，

食疗

1. 多吃鲜水果和蔬菜。酸味水果更适宜。
2. 以少量多次的方法多饮水。

腮腺炎

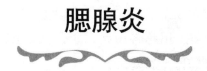

1. 板蓝根20克，银花、甘草各10克。水煎，早晚各服1次，连服3剂。（《大众卫生报》）

2. 赤小豆25克，牛膝、川柏各15克。日1剂，水煎服。（《卫生报》）

3. 板蓝根冲剂。

外治

1. 鲜蒲公英20~30克捣烂，加入1个鸡蛋清、冰糖适量，共捣成糊状，摊在纱布上敷患处。每天换药1次，一般2~4次可愈。

2. 冰片1克。取黏冷米汤半汤匙调冰片敷患处。每天2~4次，连续用1~3天。体温高于39度者，可适当用清热解毒药。

3. 黄柏15克，银花30克，青黛15克，冰片3克。共研细末，与凡士林调成软膏，敷于患处。（上3方由李琼提供）

4. 干紫苏研成细末，以醋调敷之。适用于流行性腮腺炎。（《中国中医药报》）

5. 冰硼散3克，加少量冷开水拌匀，湿敷肿胀处，再用纱布固定，2日

换药1次。（《家庭卫生报》）

老年斑

1. 白芍9克，川芎、当归、熟地各6克，益母草、阿胶、艾叶各3克。先以3碗水浸泡15分钟后，大火煮开，再改中火煮熬至1碗；二煎将药渣加2碗水煎成大半碗。两次煎液合并，早晚饭前分服。每日服1次，可连服3~5剂后停1周再服。本方可加强肝脾功能，避免产生老年斑及紫斑，消除老年斑。正常人服之无碍。（郭旭光）

2. 逍遥丸。服用时最好配合维生素E或富含维生素E的食物。（《健康报》）

外治

1. 云南白药稀释于白酒中每天蘸此酒涂于患处数次，老年斑即可自行脱去，且不留疤痕。（王 明）

2. 蛤蜊油，春、秋、冬3季每天用此油擦手擦脸，斑块逐渐消失。（《老年周报》）

3. 将白术浸于白醋中密封7天后取白术擦拭患部，每天坚持使用，日久黑色变浅而渐消退。（《老年日报》）

4. 把维生素E、维生素A胶囊刺破，涂在老年斑处，每天3次。（《家庭主妇报》）

运动疗法

用适当力量，反复搓手、搓脸促进血液循环，增强细胞新陈代谢，每天1~2次，每次1~2分钟，可消除色斑。关键在于有恒心、坚持长久，有的半年见效，有的1~2年才见效。

食疗

1. 生姜2~3片，用200~300毫升开水浸泡5~10分钟，加少许蜂蜜搅匀当水饮。1年后，手部脸部老年斑都有明显改变。（《扬子晚报》）

2. 水发银耳50克，煮熟鹌鹑蛋3个，加少许黄酒、味精、盐，慢火炖烂后食用，每天1次。

3. 多吃富含维生素E、维生素C的食物，多喝开水，多吃洋葱。（上2方摘自《家庭主妇报》）

4. 薏苡仁40克，煮（蒸）熟加适量白糖调味，每天1次吃完。轻者2个月左右显效。（三石）

5. 黑木耳洗净、焙干、为末，每日餐后用热汤送服3克，1个月见效。

皮肤瘙痒症

肝气郁结，气滞血瘀

症见瘙痒轻重不一，间有缓解，同时伴有情志不舒、烦躁易怒、胸闷胁胀，长期郁郁寡欢的老人。治则：疏肝解郁，健脾养血。

柴胡10克，当归10克，白芍10克，白术10克，茯苓10克，甘草10克，薄荷6克（后下），生姜3片。水煎服，每日1剂。

年老素体虚弱，阴血不足，肌肤失养，燥而生风

症见全身瘙痒、干燥多屑或伴失眠健忘、形体偏瘦的老人。治则：滋阴养血，润燥熄风。

黄芪24克，当归5克，生地15克，何首乌15克，川芎12克，荆芥10克，白芍10克，白蒺藜10克，蛇蜕6克，蝉蜕6克。水煎服，每日1剂。

痰湿阻滞，气血运行不畅而作痒

症见全身瘙痒无度，病程缠绵难愈，伴胸闷痰多，气喘乏力，形体肥

胖的老人。治则：健脾燥湿，理气化痰。

地肤子15克，炒苍术15克，厚朴10克，陈皮10克，泽泻10克，茯苓10克，白术10克，栀子10克，白鲜皮10克，防风10克，猪苓12克，滑石30克。水煎服，每日1剂。

年老体衰，久病卧床，肾阳虚衰，肌肤失养

症见局部瘙痒，痒感不甚，伴有腰膝酸软、神疲乏力、形寒肢冷。治则：填精补血，温补肾阳。

熟地30克，山药30克，山茱萸15克，茯苓15克，川芎10克，泽泻10克，肉桂6克，附子6克（先下），蝉蜕6克，蛇蜕6克。水煎服，每日1剂。

久病虚弱，瘀阻络脉，瘀而作痒

症见局部瘙痒，轻重不一。治则：活血化瘀，理气通络。

赤芍12克，牛膝12克，川芎10克，桃仁10克，红花10克，蝉蜕10克，僵蚕10克。水煎服，每日1剂。（《家庭卫生报》）

肾气不足

症见皮肤干燥，鳞屑增多，皮肤燥痒。治则：益肝补肾，养血疏风，益气固表，止痒。

当归15克，熟地、白蒺藜、川芎、荆芥、白芍各12克，黄芪10克，何首乌30克，防风、甘草各6克。随症加减：湿热重者加黄柏、黄芩、薏米，寒重者加桂皮、附子，阴虚者加玄参、麦冬，有血痂之症加丹参，风盛者加蝉脱、白鲜皮，阳虚者加仙灵脾、仙茅。（黄巧恒）

顽固性瘙痒

全蝎6克，蜈蚣3只，黄芪、生地、熟地各30克，制首乌、元参各15克，当归、麦冬、防风、荆芥、蝉衣、秦艽各10克，炙甘草3克。水煎服，每日1剂，分2次服。只是四肢瘙痒则加威灵仙10克，只有下肢瘙痒则加牛膝15克，夜间瘙痒则加鳖甲15克，外阴瘙痒则加蛇床子30克。（《验方荟萃》）

冬季皮肤瘙痒

1. 生地、当归、赤芍、白芍、金银花、大青叶、白鲜皮、地肤子各12克，白术、菊花、防风、甘草各10克，黄芪、白蒺藜、丹参各20克。每日1剂，水煎，分2次服。连服5剂。

2. 当归15克，川芎、赤芍各12克，生地30克，荆芥、防风、白鲜皮、蝉蜕、刺蒺藜各9克，大枣5枚。水煎服，早晚各1次，每日1剂。(《南京晨报》)

3. 苦参、荆芥、蝉蜕各10克，白鲜皮、地肤子、赤小豆、皂角刺各15克。水煎服，早晚各1次，每日1剂。

以下4、5验方服法及治冬季痒与此相同。

4. 苦参12克，薏米30克，车前子、地肤子各15克，夏枯草10克，赤苓20克，甘草3克。(以上4方摘自《上海中医药报》)

5. 首乌片，每次服5片，每日服2~3次。2周后瘙痒开始逐渐消失。曾治愈8例，1年后随访未见复发。(《医药养生保健报》)

外治

1. 苦参100克，加入白醋适量，浸泡3~5天即成。用棉签蘸药液外擦瘙痒处，每日2~3次，连续用5~7天。或苍耳子适量煎汤，连洗数次即愈。

2. 夜交藤、鸡血藤、乌梢蛇各20克，加入上等白酒适量，浸泡1周即成。(用法同上)。

3. 苦参10克，刺蒺藜15克，苍耳子15克，蛇床子(布包)15克，地肤子(布包)15克，防风10克，白鲜皮10克。将药装入玻璃器皿中，倒入75%酒精(或60度高粱酒)浸泡15天，取出浸液过滤，静置备用；浸泡后药渣加适量清水煎煮2次，合并药汤，待冷却后过滤；将药汤加入酒精浸液，测酒精度在30~35度，装入玻璃瓶内备用。使用时用棉签蘸药液涂抹于瘙痒处，每天3~5次，一般2~3天后明显好转。亦适于风疹、皮疹、湿疹等。注意：如皮肤破伤，则慎用。(《中药事业报》)

4. 三七粉20克左右，泡白酒500克，封闭7天后即成，用棉签蘸药酒涂瘙痒处，连涂2~3次即止痒。(护士樊珍爱荐文)

5. 医用甘油20毫升，加食用白醋80毫升，调匀成润肤露。每次沐浴后

立即涂抹全身，使其渗入皮肤。止痒效果非常好。（护士长马健新创方。注：配比一定要准确）

食疗

1. 取干姜9克，红枣10枚，桂枝6克。水煎服，每日1剂。连用7~8日。适用于风寒侵表，干燥多屑，冬季瘙痒者。

2. 取绿豆、猪大肠、苦菜干、食盐各适量。先煮绿豆20分钟，装入洗净的猪大肠内，两端用线扎紧，与苦菜干一起煮熟，食盐调味，分数次食用，隔1~2日1剂。适用于风热外侵患者。

3. 把泥鳅30克洗净，与红枣15克煎汤，加少许盐调味服食，每日1剂，连服10~15剂。适于血虚肝火旺，皮肤干燥，抓后血痕累累的老年皮肤瘙痒者。

4. 海带、绿豆、白糖各适量，一起煮汤服食。每日1剂，共用6~10剂。适于湿热下注，女阴、肛门等处冬季老年性瘙痒。（上4方摘自《上海中医药报》）

5. 粳米50克，粥煮至八成熟，再放入羊肉末50克同煮，冬瓜150克、山药100克，皆去皮后切成小块放入粥中同煮。熟烂后加入盐、味精调味，早晚各食1碗。健脾和胃，利水解毒，有健脾、祛湿、润肤、止痒作用。（《大众卫生报》）

蜂刺伤

1. 苏打水浸洗。

2. 醋外擦。

3. 人乳外擦。

4. 鲜公英乳汁外用。

5. 大黄200克，大蒜150克，醋泡备用，外擦即可。

蝎刺伤

1. 明矾50克，醋100毫升，外洗。
2. 蝎子10只，白酒250克，浸泡，外洗。

慢性湿疹

肝胆湿热型（好发于耳部、阴囊、会阴、肛周）

龙胆草、柴胡、泽泻、木通各10克，栀子、生地、黄芩、地肤子、白鲜皮、千里光各15克，车前草、薏仁、土茯苓、六一散各30克。每日1剂，分3次于饭后半小时服用。7天为1疗程，可治4个疗程。

心脾两虚型（好发颜面、四肢屈侧）

炒枳壳、炒白术、赤小豆、赤芍、益母草各15克，砂仁、荆芥、防风、蝉蜕各10克。服法同上。

血虚风燥型（好发于四肢伸侧、躯干）

当归、川芎、甘草各10克，生地、玉竹、薏仁各30克，麦冬、防风、地肤子、白鲜皮、千里光、蝉蜕、乌梢蛇、丹皮、赤芍各15克。服法同上。

血瘀湿阻型（好发于下肢 1/3 内侧及踝部）

黄柏、苍术、苦参、赤芍、生地各15克，薏仁、土茯苓、车前草、丹参、六一散各30克，当归、川芎各10克。服法同上。（米要和）

各型通用方

全蝎5克，僵蚕15克，地龙30克，地肤子30克，紫草30克，黄柏15克，苍术15克，土茯苓15克，甘草10克，当归10克。水煎服，每日1剂。全蝎研粉冲服。（刘英群）

外治

1. 苦参20克，蛇床子、百部各10克，加水煮15分钟，滤取药汁。待温度适宜时，以纱布浸药汁洗敷患处，每次10~15分钟。洗后不擦药汁，待其自然吸收。清热燥湿，去风杀虫。轻症2~3天后瘙痒可逐渐消失。（张华乾）

2. 鲜仙鹤草250克（干品50~100克），加水适量，砂锅煎煮，取煎液用毛巾浸药液烫洗患处，每次20分钟，早晚各1次。每剂药可用2~3天，每次烫洗前重新煮沸。（南晖）

3. 鲜马齿苋500克，切碎入锅，加水2千克煮沸。再用文火煮15分钟。取温药液，洗涤湿敷患处20分钟，即将桃花散纱布袋反复扑之，似一层云雾，无需包扎，每日2次，1周痊愈。2年随访未复发。（《上海中医药报》）

4. 先用植物油湿润患处，再用野菊花100克，加盐少许煎水外洗，待干后，撒一层云南白药，每日1次。（《老年报》）

5. 蝎子30只，泡于50度以上纯粮白酒中，密封7日后涂搽患处。也可以每日食油炸活蝎子5只，一般3~4日显效。（《健康生活报》）

食疗

生薏仁18克，粳米60克。共煮粥，加冰糖少许食用。适于脾虚型湿疹。（《上海中医药报》）

荨麻疹

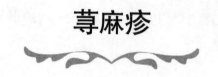

（一）慢性荨麻疹

风热型

1. 生石膏25克，蝉蜕10克，荆芥、防风、生地、苦参、牛蒡子、甘草各15克。水煎，分3次服。

2. 白鸡冠花9克，向日葵9克，冰糖30克，水煎服。

3. 鸡冠花全草，水煎内服和外洗。

4. 生地15克，丹皮12克，赤芍、知母、黄连、黄芩、玄参各9克，石膏、鲜芦根、鲜茅根各30克，甘草6克。水煎服。治热毒炽盛。（《上海中医药报》）

5. 取蝉蜕洗净，晒干，炒焦，研末，过筛，炼蜜为丸，每丸重9克；或取蝉蜕2份，刺蒺藜1份，蜂蜜适量，制成丸剂，每丸重9克。每日服2~3次，每次1丸，温开水送下。一般2~3天皮损消退，5~7天皮损消失；继服15~20天，可巩固疗效，防止复发。（《中国中医药报》）

风寒型

1. 麻黄、桂枝各5克，杏仁、防风各15克，蝉蜕10克。水煎，分3次服。

2. 麻黄6克，桂枝、羌活、独活、荆芥各9克，白芍、白鲜皮各12克，生姜、甘草各12克。日1剂，早晚2次分服。

3. 桂枝15克，白芍30克，大枣10克，炙甘草10克，生姜3片，苍耳子12克，桑叶5克。日1剂，水煎服。服药后卧床盖被出微汗效佳。

4. 当归、生地、川芎、白芍各10克，黄芪15克，白术、防风、荆芥各10克，蝉蜕、甘草各5克。日1剂，水煎，分2次服。

5. 白花蛇60克，党参、元参、沙参、丹参、苦参各30克，白鲜皮、升麻、地骨皮各15克。共为细末，日服3次，每次10克。

此类患者尽量避免寒冷刺激、辛辣刺激性食物以及易引起过敏的食物，并避免使用解热镇痛药物。（上2方 摘自《健康报》）

食疗风寒型

1. 大枣12枚，蜂蜜30克，桂圆肉20克。加水适量，隔水蒸食，每日中、午、晚上各吃1次。

2. 莲子30克，糯米50克，白糖适量，煮粥为膳，每日中午、晚上各吃1次。

3. 胡萝卜100克，枸杞子30克，粳米80克，煮粥食，每日中午、晚上各吃1次。

4. 炒黑芝麻500克，核桃仁500克，麻油50克，蜂蜜250克，拌匀，上锅隔水蒸2小时。每日吃2次，每次2匙，开水冲服。（上4方 摘自《健康报》）

营卫不和型

桂枝、白芍、防风、荆芥、甘草各10克，白鲜皮30克。日1剂，水煎，分3次服。

肝郁气滞型

柴胡、当归、白术各15克，茯苓25克，薄荷10克，白芍、白蒺藜各20克，甘草9克。日1剂，水煎，分3次服。

肠胃实热型

荆芥、栀子、川芎、当归、黄芩、桔梗各12克，防风10克，生石膏25克，大黄5克，甘草9克。日1剂，水煎，分3次服。

血燥生风型

当归、川芎、白芍、甘草各15克，熟地、白蒺藜各20克，黑芥穗10克。日1剂，水煎，分3次服。（上3方 摘自《医药星期三》）

外治荨麻疹

1. 六神丸50~100粒，研成细末用醋调匀，用棉签蘸药液搽患处，每天搽2~3次，轻者1~2次愈，重者3~5次愈。

2. 苍耳子、浮萍、地肤子、白蒺藜、蚕砂、香樟木各30克。水煎，外洗，每日洗2次。

3. 韭菜120克（带根），洗净加水1000毫升左右，煎至500~600毫升，待温洗患处。

4. 徐长卿50克，加水300毫升左右，慢火煎沸30~40分钟，滤取药液，用纱布涂患部，每日2~3次。（上4方 摘自《大众卫生报》）

注意：治疗期间忌食鸡、鱼、狗、羊肉、海鲜、酒及辛辣食品等。

（二）急性荨麻疹

鲜马齿苋草200~300克，加水1500毫升水，煎取汤液1000毫升左右，内服100毫升（小儿酌减），每日2次，余液再加水适量煎沸后滤取药液，外洗患处。

（三）丘疹性荨麻疹

滑石粉100克，地肤子粉100克，白鲜皮粉100克，薄荷脑10克，冰片10克（研末），入蒸馏水1000毫升中，用时摇匀，毛刷蘸涂患处，每日3~5次，或感痒即涂。此病2~13岁儿童为多。该药疗效非常显著。（《中国中医药报》）

手足皲裂

1. 三七100克，研为细末，用麻油调成糊状，放置3天后，外涂患处。先用热水浸泡患处，再用工具擦去厚角质层，擦干净后涂药，并用纱布敷

贴, 每天涂药2~4次。临床观察, 79例患者, 治愈75例。(《健康之友》)

2. 黄豆粉1份, 研细末, 凡士林2份, 混匀。用时以填平裂口为度, 外用纱布包扎, 每隔3日换1次药, 大多数用药3~5天即好。(《健康咨询报》)

3. 新鲜生鸡蛋2~3个放入瓶中, 加入250克醋, 浸泡6~7天, 此时, 蛋壳全部被腐蚀掉, 蛋清及黄已凝固, 取出备用。每日2次, 洗手后擦用。(来源同上)

4. 生地30克, 黄芩10克, 将上2味药水煎后去渣(约300毫升), 先将手温浸15~20分钟, 然后再加温浸泡足15~20分钟, 1日2次, 连洗1周。解毒止痛, 祛痒, 防裂, 脱皮。(《医药星期三》)

5. 生虾肉3枚, 捣烂敷患处, 1~2日可愈。(《民族医药报》)

6. 蛇蜕适量烘干, 研为细末, 加适量凡士林或植物油调为软膏, 涂患处, 胶布包扎。若无炎症不必每天换药。一般7天左右收功。(来源同上)

7. 甘草50克, 白芨30克, 白蔹30克, 开塞露5支。泡入白酒中, 密封7天。日擦2~3次, 连用15天。(刘英群)

带状疱疹

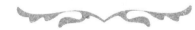

该病有两大特点: 皮肤损害及伴随的神经痛。老年人患带状疱疹出现皮疹时间较晚, 容易被误诊。所以老年人一旦出现皮肤局部刺痒疼痛时, 就应到医院检查。一旦确诊, 立即进行抗病毒治疗。

1. 六神丸。每次服5~10粒, 1日3次。也可同时取5粒, 加醋2~3滴磨成糊状, 外涂患处, 1日2次, 能提高疗效。(《健康报》)

2. 七厘散。每天用温开水冲服1.2克。一般3天疼痛可减轻, 水疱不再增加; 用药4天, 水疱出现干瘪; 用药6天后, 即可结痂痊愈。(《家庭医生报》)

3. 速效救心丸。每次口服10粒, 每日2次; 同时可取20粒, 研细末后加适量陈醋调匀, 涂患处。近年发现, 本方药可治带状疱疹后遗神经痛。

（《健康报》）

4. 云南白药和麻油调成糊状，涂于患处，一日3~5次；同时内服云南白药0.3克，每日4次，连用1~3天开始结痂，疼痛减轻，一般3~8天即可痊愈。（《家庭医生报》）

5. 取鱼腥草干品30~50克，加水适量，煎汤，温服。每日1剂，分3次服，可连续服用3~7天。（《民族医药报》）

外治

1. 明矾10克，雄黄10克，琥珀3克。共研碎过筛，用凉开水调成糊状。消毒棉签蘸药液涂于患处，随干随涂，若出现感染化脓者可把明矾用量改为20克。一般用药4小时后疼痛逐渐消失，10小时后痛止，疱疹开始干瘪。（《老年日报》）

2. 仙人掌适量，去皮刺，洗净，切碎捣烂，加冰片3份，雄黄2份，共捣匀成糊状，外敷患处，塑料覆盖，胶布固定。每日换药1次，连用3~5日可痊愈。（刘国应）

3. 取雄黄粉50克，加入100毫升75%酒精中，混合备用。用药液擦涂患处，每日2次。如疼痛剧烈，疱疹较多者，则在方中加2%普鲁卡因20毫升。多数病人7天内可愈。（《中药报》）

4. 青黛15克，雄黄、枯矾各10克。共研细末，用浓茶水调成稀糊状，外擦或外敷，每日更换2~3次。一般病人1剂可愈。严重者，面积较大者，可配制2剂。（来源同上）

5. 鲜嫩马齿苋捣泥外敷，日换药4~6次。有人治28例，除1例外，其余患者疼痛迅速减轻并消除红肿。一般最短3天，最长12天。（蒲昭和）

6. 蛇床子、黄柏、大黄各等份，研末，用鸡蛋清调匀，擦患处，每日1换。

7. 冰硼散加适量凡士林调成糊状敷患处，每日1次，连用3~5日即可痊愈。（《大众健康报》）

癣　症

足癣

1. 米醋100毫升，倒入盆内，加水500毫升，浸泡或浸洗，每日2次，每次1小时。或洗脚后用消毒棉签蘸擦患处数次（干了再擦），半小时可止痒，有水疱者，当晚即可消失。编者全家人使用多年，并推荐于众多乡亲使用，一致称赞：清热解毒，简便易行，疗效确切。（《上海中医药报》，联合国自然医学会副主席刘弘章）

2. 黄柏研粉，撒于患处。趾间湿烂严重者用黄柏20克，苦参30克，地肤子20克，白鲜皮20克，枯矾15克，水煎，去渣放温后浸泡患处，每日数次，每次30分钟。（《扬子晚报》）

3. 蛇床子、百部、土槿皮、白鲜皮各25克，明矾、苦参、黄柏各30克，加水5000毫升，煮沸后取汁泡足，每次20分钟，每日1次。（《民族医药报》）

4. 风油精以及十滴水、冰硼散、金万红软膏、洁尔阴洗液、桂林西瓜霜等中成药外治脚气都有明显疗效，数日可愈。（《中国消费者报》）

手足癣

1. 当归5克，五加皮6克，赤芍5克，白芷6克，防风1克，大枫子6克，荆芥5克，透骨草6克，花椒5克，地骨皮6克，白鲜皮6克，明矾6克，海桐皮6克，皂角9克。上药用1千克陈醋浸泡3天即成。每天泡脚1次，连泡三伏天（从入伏第一天至末伏最后一天）。治顽固性手足癣。

编者家属患严重足癣多年，多方治疗不见效。用此方药后，一个夏天基本痊愈，次年再用一个夏天巩固疗效，至今十多年未复发，推荐于众多亲友使用，效果亦好。

2. 荆芥、防风、大枫子各20克，土茯苓、金银花各12克，丹皮9克，野菊花、黄柏各15克，马钱子、苍术各10克，苦参、百部各30克，加陈醋2500

毫升，浸泡1星期取药液浸泡患手足，一般均取良效。（《民族医药报》）

3. 新鲜松针500克，加水2千克，煮20分钟，适温时，将手插入药液内泡15~20分钟，每天2次，一般2~3天可止痒好转，连续泡可愈。

头癣

1. 鸡蛋5个，煮熟取黄，捏碎放勺内，用文火煎得蛋黄油，用棉签蘸此油涂患处，每天涂3~4次，5~7天即愈。治头癣。（《验方荟萃》）

2. 土槿皮150克，研末，用醋调为糊。蒸2小时，涂患处，每天2次，5天痊愈。

各型癣

1. 白芥子30克，冰片10克，共研细末，先用70%酒精500毫升浸泡2日，后加陈醋500毫升浸泡3日，其间每日搅拌3次，再静置2日后倾出上清液，药渣用双层纱布挤压余液，混合后用1号滤纸过滤2遍，得近900毫升橙黄色药液，装灭菌瓶备用。手足癣糜烂型用30%的药液，手足水疱型用50%的药液，手足癣鳞屑角化型、体癣用70%的药液。以上各型均浸泡或湿敷患部。每日3次，每次20分钟。头癣去掉毛发，用90%的药液，方法同上。（《中国中医药报》）

2. 狼毒、蛇床子各50克，加入山西陈醋1000毫升，置密闭容器中浸泡1周，煮沸10分钟，去渣取汁，浸泡患处。用后仍置密闭容器中保存，每疗程1剂。每次浸泡30~60分钟，每日2次，连用10天为1疗程。不超过2个疗程即愈。（《中国中医药报》）

牛皮癣

白蒺藜30克，苦参12克，皂刺12克，蝉蜕12克，生石膏18克，麻黄6克，甘草9克，薏仁18克，杏仁9克，桂枝9克，白芍9克，葛根19克，归尾12克，大黄3克，生姜9克，大枣7枚，海桐皮18克，白鲜皮18克。水煎服，每日1剂。

外治

1. 仙人掌适量，去刺切块焙黄捣烂，用凡士林调糊，涂患处，每日1

次，7日见效。

2. 皂角（去黑皮剪碎）50克，用300克醋泡2天，小火煎成浓汁，涂患处，每日3~5次。

3. 韭菜、大蒜各30克，共捣为泥，加热，用力擦患处，每天数次。

腿抽筋

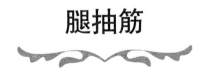

1. 蚯蚓1条，少许胡黄连。水煎服，每日1剂。

2. 紫浮萍30克，晒干，研末，炼蜜为丸。每日服6克。祛风止挛。

食疗

1. 薏米50克，煎汤服，每日1剂，3~7日可愈。

2. 木瓜30克，桑枝15克，共煎，去渣留汁，加薏仁米30克，粳米100克，用文火熬至米烂粥熟时，加入红糖稍煮溶化即可。早晚分2次温服，每日1剂。一般连服3剂可治愈。（李宇俊）

外治

立即来回扳脚大拇指，或按压足三里、人中穴位。

鸡 眼

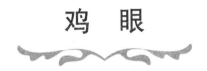

1. 半夏适量，研细粉，敷于患处，外贴胶布。每日1次。一般5~7天鸡眼坏死脱落，生出新肉芽组织，再经数日可愈。注：用药前先洗净患处，消毒后用刀片削去鸡眼的角化组织，使呈凹面。（《中国医药报》）

2. 骨碎补研粉，装瓶备用。用时先以热水将鸡眼泡软，削去厚皮（避免伤及真皮），用75%酒精、米醋各半将药粉调成糊状，夜间包敷患处，第2天早上用水洗去，连敷3~4晚。（宋丽华）

3. 蜈蚣3条，乌梅10克，焙干研末，加植物油放1星期后使用。先将患处粗皮软化剪去，外敷药膏，纱布包扎，12小时换药1次。对鸡眼痛有疗效。（林长风）

4. 用热水泡鸡眼部位，用小刀削去角质层，用棉签蘸乌梅液擦于鸡眼部位，待晾干后再涂1~2次，每日3次。乌梅液制法：乌梅60克，食盐20克，食醋60毫升。共置于瓶中，振摇，放置48小时后备用。（《健康周报》）

5. 红花、莪术各3~6克，研为细末，加鱼石软膏适量调成糊状，外敷鸡眼处。用药前，消毒鸡眼处，削去鸡眼角化组织，呈凹面，然后将前述药膏放入凹面处，外贴胶布。一般2~3天即愈。

6. 六神丸数粒，研为细末，加用鱼石软膏调匀，外敷患处，用胶布固定。每天1次，一般5~10次即愈。（上2方摘自《医药卫生报》）

甲沟炎

1. 将乌梅用湿毛巾包裹使乌梅湿润，然后去核取肉，以乌梅肉内面外敷患处并固定，早晚各换药1次，一般1~3天可愈。（《农村医药报》）

2. 取生大黄适量，晒干研末备用。治疗时用醋调成糊状，外敷患处，无菌纱布包扎，胶布固定。每日清洗换药1次。另方：黄柏30克，加水200毫升煎取药液50毫升，用脱脂棉浸泡药液，包裹于洗净脚的患处，外用塑料薄膜包扎，胶布固定，使药物不得外溢。首次用药后疼痛即可明显减轻，次晨换药重新包扎，中午打开晾1小时，继续换药包扎，一般轻者包扎2天即可痊愈。（《医药星期三》、《扬子晚报》）

3. 新鲜猪胆1个，倒去部分胆汁，将病指套入猪胆内，用胶布扎紧，不让胆汁外流，半小时内可止痛，5天左右可愈。（《上海中医药报》）

4. 生黄豆10克，嚼烂，与冰片少许，混匀，外敷患处。每日2次，2~5天即愈。

5. 仙人掌去刺切碎捣成泥浆，外敷患处，每日2~3次，2~3日消肿止痛。

6. 蜈蚣2~3条烤至焦黄，加入冰片5克，研成细末备用。未溃破出脓者可用香油调涂患处；已溃破出脓者，将细末撒于患处。早、晚各1次，一般3~5次即愈。（华智元）

7. 马应龙痔疮膏涂搽患处，每天1~2次，2~3天即愈。（编者亲验，效佳）

灰指甲

1. 风油精涂搽患处，每日3~4次，效佳。解放军总后招待所原所长柴玉海用此药治灰指甲，坚持4个月，治愈，指甲完好如初。

2. 藿香正气水涂搽患处，每日2~4次，有条件多擦几次。坚持3个月，治愈。编者亲验，疗效确切。（《福建卫生报》）

3. 凤仙花、白矾各适量共捣成糊，敷于指甲上，纱布包裹固定，每天换药1次，5~7日可愈。

4. 取香蕉皮内瓤涂搽患处，每日1~2次，每次半小时，7天即愈。（崔宝荣）

5. 米醋150毫升，加苦参15克，花椒10克，浸泡1周即可使用。每次浸泡患指20分钟，每日2次。7~10日显效。（《医药养生报》）

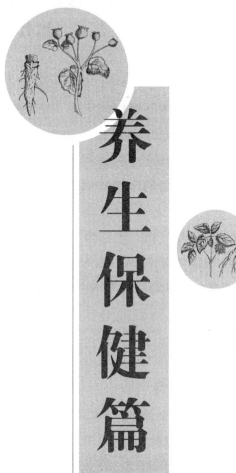

养生保健篇

一、保健养生谚语诠释
——群众智慧的结晶

保健养生谚语是人民群众思想的火花、智慧的结晶，长期实践经验的总结，其具有言简意赅、朗朗上口、富有哲理、耐人寻味的特点。它往往寓于人们日常生活之中，简便易行，经济实惠，对防治疾病、强身健体有较高的价值，也是研究养生之道的宝贵资料。随着先进科学技术的发展，养生谚语的内涵进一步得到了充实，并发现了许多新的功能和显著作用，很有必要进行系统地整理。鉴于此，笔者多年来搜集了大量养生谚语，为自己和家人防治疾病、增强体质起到了很大的作用。现本着取其精华、去其糟粕的精神，整理汇集，供保健养生者参考，并请修正指导。

（一）饮食谚语

1. 晨起一杯水　到老不后悔

水是生命之源，在生物生存的六大要素中排在第一位。开水在自然降到20~25℃时，溶于其中的氯气（有害物）可减少一半，而对人体有益的微量元素并不减少。其表面的张力、密度、黏滞度、导电率等都发生了变化，近似生物活性。它容易被机体吸收，且渗透到皮肤下，使皮肤富有弹性；容易透过细胞膜，增加血红蛋白，改善和提高免疫力；能减少乳酸在肌肉中的储存，不易感到疲劳。清晨饮杯凉开水，能很快吸收利用，有助于清洗胃肠，可稀释血液，加快血液循环，防止心脑血管病的发生。有人调查发现，65岁以上的人，每天早晨喝一杯凉开水，其中85%的人精力充沛，面色红润，牙齿坚固，每天还能步行10千米。

笔者每天晨起喝一杯凉开水，20多年不间断，受益匪浅。前半生是肠胃病、感冒头痛常年不断，吃药打针不少，外出工作还得带点药，曾数次住院输液治疗，严重时休息半年进行治疗。自从养成晨起喝水的习惯后，在同样治疗的情况下，病情逐渐减轻，最后彻底痊愈，且未复发。近20年极少有感冒、胃肠病，服药极少，基本不打针、不输液。喝凉开水的好处确实不少。

2. 吃饭八成饱　到老身体好

食物是人生存的必需品，绝不可缺少。但是长期饱食则会伤身致病，甚至短寿。关于这方面的民谚很多。吃饭少一口，活到九十九。三分饥和寒，岁岁保平安。少吃多滋味，多吃伤脾胃。贪吃贪睡，添病减岁。一顿吃伤，十顿喝汤。要想身体好，吃饭八成饱。古代大医学家早有精辟论述："食不可饱，勿令减少。饮食不节，杀人顷刻。""所食愈多，心愈塞，年愈损。所食愈少，心愈明，年愈丰。""节食无疾""少食者长寿"。

现代医学实验表明，一个人不限制饮食，经常大吃大喝，其寿命大约缩短10~15年。反之，如果每顿只吃七八分饱，其寿命延长10~15年。

科学家对动物限食的试验也证明了少食可以长寿。①让100只猴子随它吃饱，另100只猴子只吃七八分饱。结果，前者过了一段时间就死了50只，后者长得既苗条又健康，还很少生病，10年下来才死了12只。②二组老鼠吃同样的东西。一组随它吃饱，175天后骨骼停止生长，2~5年全部死亡；另一组限食少吃，1000天后还缓慢生长，存活了3~4年。

为什么适当控制饮食能够长寿呢？科学家分析有以下几个原因。

（1）控制饮食能减轻肠胃负担，增加肠蠕动，加速胃对食物的分解和消化，加速代谢物的排泄，减少或避免未被消化食物长期留在肠道内所产生的毒素和致癌物对中枢神经的损害。

（2）控制饮食避免大脑代谢紊乱。饱食后，大脑中会产生一种因子——纤维芽细胞，比不饱时增长数万倍，它会使脑动脉硬化加快，脑皮质供氧不足，脑组织萎缩，脑功能退化。

（3）控制饮食可以减少活性氧的产生，避免它对细胞的损害，从而减少疾病，延缓衰老。

（4）控制饮食可以减轻体重。减少因肥胖而引起的许多疾病。

3. 饭前先喝汤　胜过良药方

饭前先喝汤，好比运动前做准备活动一样，可使全身器官活动起来，

养生保健篇

为进食做好准备，就能充分发挥消化器官的功能，自然进入工作状态，这样给消化器官加上了润滑剂，促进食物顺利下咽，防止干硬食物刺激消化道黏膜，有助于食物稀释搅拌和消化吸收，还可以减少胃炎、食道炎的发生。进水量因人而异，一般以半碗为宜，不宜狂饮。在晋西南山区家家都有这样的习惯，饭前先喝汤，胜过良药方。

4. 早餐要好　晚餐要少

为什么早餐要好呢？这是一个人体对能量需求的问题。人体时刻消耗能量，从前一天晚上吃饭到次日早晨，相隔12~13个小时，这期间消耗了大量能量，上午需要的能量要靠早餐补充。否则，能量不足，上午10时多就会出现记忆力下降，甚至头晕、目眩、恶心，严重时会出现低血糖。早餐是每日最重要的一顿饭，对于人的一天，乃至一生的体力状况，思维及记忆力都有非常重要的影响。因此，早餐一定要吃好，才能保证上午所需要的能量。

早餐要好指的是质量。营养学家说，早餐应当补充每天热量的1/3，蛋白质的1/4~1/3。一般的情况是：主食120~150克，鸡蛋1个，肉或豆及其制品25克，牛奶230~250克。

不吃早餐对人体健康很不利。具体讲，不吃早餐有五个不利。

（1）会使血糖不断下降，造成思维紊乱，反应迟钝，精神不振，甚至出现低血糖、休克。

（2）导致肥胖。早上不吃或吃不好早餐，中午相当饥饿，吃得也多，吃下去的食物最容易吸收，也最容易形成皮下脂肪，导致肥胖。

（3）易患胆结石。不吃早餐易使胆囊中的胆固醇析出而产生胆结石。

（4）诱发胃炎。经常不吃早餐，胃会收缩得很小，中午饱餐使胃急剧膨胀，极易损伤胃黏膜，诱发胃炎。

（5）增加心脏病的发病几率。不吃早餐，血小板容易黏聚在一起，再加上一夜出汗排尿，血黏度大，流往心脏的血液不足，易使人体摄入的能量转化为脂肪而储存。并且晚间活动量小，如果晚餐过于丰盛则容易引起血脂增高并沉积血管壁上，为动脉硬化埋下隐患，易患心绞痛，甚至缺血性中风。不吃早餐，容易使低密度脂蛋白沉积于血管内，从而导致动脉硬化发生。

5. 粗茶淡饭　青菜萝卜保平安

我们国家传统的膳食结构是粗茶淡饭。民间谚语："萝卜白菜汤，吃了保健康"，"宁可一日无肉，不可一日无豆"。中国营养学会推荐的膳食营养金字塔建议："每天应吃100~200克水果和400~500克蔬菜。"比现在每人每天吃的蔬菜276克、水果42克多1倍多，是延续了民族传统，即饮食清淡，以素食为主。

素食为主不是一点肉都不吃，而是不要过多地食肉，破坏酸碱平衡，造成代谢紊乱，引起肥胖症，诱发糖尿病、高血压等疾病。

为什么素食使酸碱平衡呢?因为①水果中含有丰富的维生素、矿物质、纤维素，既可以防治便秘，又可以减少粪便中有害物质对肠壁的损害，预防肠癌。②水果和蔬菜大部分属于碱性食品，而高蛋白食品是酸性食品。两类食品可以中和，利于维持人体酸碱平衡。

6. 老人要长寿　一天一两肉

肉食中含有许多有益健康的物质，拒绝肉食不利于健康。当然每个人吃肉情况不必统一，一个人一个情况，身体素质不一，劳动轻重不同，年龄不同，习惯和爱好不同，因此，食肉量也应有所不同。

一般来说，老年人不能不吃肉，也不能过多吃肉。因为肉食中含有9种丰富的氨基酸，可以使血管保持柔软，预防动脉硬化和脑中风，提高对传染病的免疫能力。日本医学专家根据对70岁老人跟踪调查得出结论：长寿有许多条件，其中每天吃50克肉是最为理想的。我国专家也认为，每人每天平均吃肉50克为宜。过量易催化致癌物，威胁健康;不吃肉则缺乏人体必需氨基酸，不但不能长寿，还会引起贫血、骨折、浮肿、免疫力下降等。

7. 饭前一杯茶　血糖可降下

科学研究证明，茶中的咖啡碱、维生素C能提神。且可消除疲劳和促进代谢，同时也有抗癌和降低胆固醇的作用。茶中含10%~15%的多酚类化合物，它能降低淀粉酶和糖类消化酶的活性，从而抑制糖在消化道的吸收，能控制血糖升高，对糖尿病有辅助治疗作用。

如果饮用专门的降糖茶，效果会更好。处方：①枸杞、山药、天花粉各10克。将山药、天花粉研细末，与枸杞同入砂锅，文火煮10分钟左右，温饮。降糖又降血压，促进肝细胞新生。②天花粉15克，苦瓜3~5片，加水上笼蒸15~20分钟，一天分次饮完。

8.常饮豆浆　身体健康

民谚"金豆银豆不如黄豆"，黄豆称豆中之王。被当代人誉为"植物肉"、"绿色牛奶"、"营养之花"。常吃黄豆及其制品的人，患糖尿病的较少。黄豆中的纤维素可以通便，治疗习惯性便秘，预防结肠癌发生；还含有较多维生素、矿物质，对维持机体正常生理有重要的作用；可以提高人体免疫能力，对艾滋病病毒和肿瘤有抑制作用。

花生有滋身益寿的作用，人称"长寿果"，营养价值高。据测定，每百克花生含蛋白质27.6克，几乎超过鸡蛋一倍，牛奶八倍多，瘦肉一倍多，且易被人体吸收，与大豆并称"植物肉"。另外，根据日本豆乳协会实验表明，豆浆与牛奶、人奶相比，豆浆所含蛋白质、维生素及人体不能合成的八种氨基酸，都高于人奶和牛奶；所含皂角苷具有减肥作用和活血作用。

上述两豆混合制成豆浆，正好综合了两种食物的特点，使其营养价值得到更好的发挥，更有利于人体消化吸收，从而达到养生保健的目的。特别是老年人，每天坚持喝豆浆，对健身和防治疾病都有很好的作用。

9. 一天一苹果　疾病少找我

苹果性寒。祖国医学认为它有生津、润肺、解暑、开胃、醒酒之功。

现代医学研究和临床报告发现了它更多的功能和作用。美国王尔大学研究人员发现苹果中有一种化学混合物，对抗氧化治疗癌症有重要作用。所含果胶能破坏致癌物放射气体，减少癌症发生。

此外，每天吃苹果还有许多好处：

（1）防治心血管病。每天吃2个苹果可降低血液中的血脂含量，避免血管硬化。

（2）治疗便秘。苹果中的细纤维能使大便松软，有机酸能促进肠道蠕动，达到排便顺畅，清除体内毒素的目的。

（3）收敛止泻。轻度腹泻，吃几个苹果有收敛作用。

（4）杀灭细菌。一个苹果在口腔内细嚼15分钟，可将口腔内的细菌大部分杀死。

（5）美容。苹果中的碱性物质能与乳酸等酸性物质中和，使皮肤滋润细腻。

10. 常吃猕猴桃　浑身不知劳

猕猴桃营养丰富，风味独特，功效特异。有"水果之王"、"仙桃"、"长生果"等美称，是世界卫生组织公布的10种最佳水果之一，同时是一种低糖低热、高纤维的超级水果。据分析，每100克鲜果中，含钾320毫克，含维生素C300~400毫克，比苹果高75~200倍，比橘子高12倍，比橙子高7倍，比草莓高4倍，比西红柿高15~33倍，在人体中的利用率高达94%，成人每天吃几颗（200~300克）就可以满足每日所需维生素C。

猕猴桃药用价值较高，可促进消化增加食欲，降低血液中的胆固醇，防治心血管病，防癌抗癌，是防治四高（血压高、血糖高、血脂高、血黏高）症的理想水果，还可以提高免疫功能。

需要注意的是：由于猕猴桃性寒，易伤脾胃而引起腹泻，脾胃虚寒者慎吃，大便溏泻者不宜吃。

11. 天天吃三枣　终身不显老

大枣为中国"五果"之一，有3000多年的食用历史。祖国医学认为它营养丰富，善补阴阳气血，改善血液循环。现代医学研究发现它在治病方面有许多新的用途，如抗过敏，改善心肌功能，抗癌，防治肝炎等。维生素含量很高，每千克鲜枣肉中含维生素C4~6克，比苹果、桃子高80~100倍，人称"活的维生素丸"。美国有个医生做了试验，发现在身体虚弱的患者中，每天坚持吃枣的人，康复速度比不吃枣的快了3倍以上。民间服用大枣的方剂很多，现列举如下：

用大枣60克，大米400克煮粥，日服3次，补气血。用大枣7~8枚，枸杞20~30克，鸡蛋2个，蛋熟后，去掉外壳，再煮片刻，吃蛋喝汤，日1次或隔日1次，连服3次，治疗神经衰弱。

晚睡前取大枣10~12枚，去核，放入锅内倒入凉水，锅开，即灭火，并立即将水和枣一并倒入水瓶内。早餐前空腹喝1杯，余则后喝。冬季饮用，手脚不凉，脸色不黄。民谚"要想皮肤好，煮粥放红枣"。

取大枣250克去核，玫瑰花适量，上锅蒸熟，每日3次，每次5枚。可用于治疗胃及十二指肠溃疡。

12. 常吃核桃肉　白发老翁戏耄牛

核桃果实营养丰富而味美，药用价值较高。《本草纲目》记载：核桃能补益气血，润燥化痰；清肺润肠，且味甘性平；温补肺，定喘化痰；益肝健脑，强筋壮骨，滋润血脉，增进食欲，乌黑须发。更是大脑组织细胞结构脂肪的良好来源，还排除血管中的杂质，使血液净化，为大脑提供新鲜血液，从而提高大脑功能，它能捕捉血液中坏的胆固醇并使其排出体外从而清洁血液。若能常食，可降低血液中的胆固醇，预防高血压、心脑血管疾病，提高人体皮肤的生理活性。故人们把含维生素E较多的核桃称为"长寿药"。

13. 白酒泡大蒜　治疗脑血栓

民谚：大蒜是个宝，常吃身体好。

大蒜在酒精的作用下，产生大蒜素。大蒜素具有抗血小板凝结的功能。可以预防心脑血管病变引起的各种意外，对脑血栓引起的身体瘫痪也有一定疗效。

制作方法：将1000克大蒜浸泡于2000克优质粮食酒中，二周后食用，每次服用50克左右，每日早晚各服1次，酒蒜一块吃。

临床报告，大蒜含有活性物质——大蒜新素，作用很多：治疗脑梗死，总有效率在90%左右；每日给高血压患者服用大蒜制剂，持续12~14周，舒张压明显下降；收缩压稍有下降。防止动脉硬化，阻止血栓形成；每天吃10克左右，经常坚持，有防癌作用。

值得注意的是，大蒜对胃肠黏膜有刺激性，不宜一次多食，尽量不空腹吃，严重肠炎症者应熟食或暂停生食。

14. 三片生姜一根葱　不怕感冒和伤风

生姜对伤寒等病菌有强大的灭杀作用，大葱有发汗解表作用，二者共煎汤加适量红糖，一方面能起到补充水分，发汗降温，退烧和杀菌作用；另一方面通过发汗、排尿排出体内毒素，连服1~2次，效果显著。

操作方法：取鲜生姜、葱白（或葱须）各30克，切片，加水1000毫升煎至800毫升，加上红糖100克，再煎1~2分钟，趁热喝下，立即盖被，出汗，解表，退烧。

15. 多吃葱姜蒜　很少进医院

葱姜蒜是日常调味品，其药用价值也很显著，具有很强的杀菌作用，且没有任何毒副作用。

姜能增加胃肠内消化液的生成而帮助消化。蒜比葱降血脂作用更强，能健脑、增强记忆力，可以抑制亚硝酸胺在人体内的合成和吸收，还能直接杀死癌细胞。著名医学养生专家齐伯力说："经常吃蒜可防癌。即使有癌细胞，九年以后才会复发。只要求把蒜切成薄片，放15分钟，每日吃三瓣，即可见效。"

1978年美国一研究人员，让冠心病患者服用大蒜油5个月，结果胆固醇下降10%，甘油三脂下降21%，高密度脂蛋白增加31%，低密度脂蛋白减少7.5%，因而认为大蒜是治疗高脂血症的有效食品。同时也可预防动脉硬化和降低血糖，可谓是最佳保健品。食肉加大蒜，不但可以使肉不腻，还可使食肉者的胆固醇下降10%~15%。

16. 十月萝卜小人参

萝卜中的维生素C含量比一般水果多，它所含的维生素A、B以及钙、磷、铁也较丰富。还含有很多帮助消化的糖化酶，促进胃肠蠕动的芥子油，可把亚硝酸分解成木质素。《本草纲目》中称："莱菔，根叶同功，生食升气，熟食降气，主吞酸。化积滞，解酒毒，散瘀血，甚效。"李时珍又说："莱菔，研末服，治五淋、治白浊；饮汁，治下痢及失音并烟熏欲死。"《泉城周报》载，中国预防科学院许姚祥研究员，十多年研究结论：萝卜是一剂防癌良药，生吃萝卜，细嚼，每日或隔日食100~150克，可防治癌症。《晚霞报》载，有人做过对比调查研究。发现一组常吃萝卜的488人中患肺癌的2人；另一组很少吃萝卜的488人中患肺癌14人。后者为前者的7倍。有人评论说，萝卜一味气煞名医；一把莱菔子，功效比人参。因此，平时多吃萝卜对健康颇有益处。

另据科学家测试，每周吃三根胡萝卜就可补维生素A提高免疫力，保护视力。吃胡萝卜治疗癌症，已有不少实例。《中国保健报》载，患者李炳文，患直肠癌，手术后半年又复发了，因为身体虚弱，再手术凶多吉少，化疗反应太大。在无可奈何的情况下，从报纸上看到维生素A控制癌瘤的作用，大量吃胡萝卜，活了下来。一位美国肺癌患者遵照医嘱，大量吃胡萝卜，吃了半年后，经检查，肿瘤没有了。他肯定地说，中西医综合治疗是关键，但不可否定食胡萝卜大补维生素A的功效。还有专家研究指出，吸烟的人，如果每天吃半根胡萝卜，可防治因吸烟引起的肺癌，主要是由于含有丰富的胡萝卜素。在平时，不时喝粳米胡萝卜粥，能治口干舌焦，更是显而易见。

17. 米酒粮食精　越喝越轻松

米酒是中华民族历史最悠久的特产，含酒精量多在10%~20%，是一种低度酒，营养丰富容易被人吸收，含十多种氨基酸，其中有8种是人体不能合成的而又必需的。每升米酒中赖氨酸的含量比葡萄酒和啤酒高数倍，为世界营养酒类中所罕见。具有补养气血、健脾、益胃，舒筋活血，祛风除湿功能。在《本草纲目》中列举出70余种入药的酒中，米酒列为首位，足见其功效不凡。适量常饮，强身健体。很早以前，家乡的老辈人，病后身体虚弱者往往自制米酒喝，以补养身体，已是传统。

18. 是药三分毒　无虚不可补

民谚"是药三分毒，无虚不可补"，很有道理，值得服药者引以为戒。许多临床经验，进一步说明了这个问题。

许多药物如抗结核药、驱虫、杀虫、解热镇痛药以及抗癌药，对机体免疫系统都有不同程度的抑制作用，经常服用就会诱发感冒。

凡是止痛的药物，对胃都有刺激，常服用必然造成胃病。半数以上的人，服用镇痛药物，都会出现胃部不适、中毒、过敏等反应。40%的人不懂得这个常识。正如一权威单位称：临床发现1/3的胃病是由药物引起的。

不少药物，如治疗神经病、冠心病、高血压、失眠、利尿、抗过敏、抗肿瘤的药物都会损害性功能。服用利尿药多了，会引起血黏度增高，心律失常，血压过低。服用强的松多了，会引起骨质疏松，即使停药也不能完全恢复。服用阿司匹林多了，会造成肠胃功能紊乱和出血。著名医学养生专家齐伯力教授说："西方国家早已不使用阿司匹林了。"

过多使用镇静剂，易引起脑缺血。

超量服用维生素会中毒。肝病患者补铁不当，会加重病情并诱发肝癌。

前列腺增生患者，服用药物不慎会诱发和加重尿潴留，且反应迅速，

奇方
治百病

一般在2~4小时就会发生。如抗精神病类药——奋乃静等；平喘类药——麻黄素、氨茶碱等；心血管类药——必得安、安痛定；解痉止痛药——阿托品、胃舒平、安胃灵；强效利尿药——速尿、利尿酸；抗过敏药——扑尔敏；安定类药——维脑路通、异烟肼；常用的抗感冒药，因含扑尔敏，也要慎用。甚至外用药——阿托品滴眼液、麻黄素滴鼻液也会引起不良反应。

中草药毒性也不容忽视。国内最新研究证明，中医常用药——千里光、石菖蒲、土荆芥，以及药食两用的八角、茴香、花椒、桂皮都含有诱发肝癌的黄樟醚。广泛应用的桑寄生、川楝皮、姜半夏、蒲黄等大量长期服用，或者配伍不当，就可能出现肝部不适，肝区疼痛和肝功能异常。

国家对此非常重视，药品不良反应中心明确告知，现有药品中有1165种有不良反应。服药时应以此为戒，权衡利弊，小心谨慎，不可乱服。能不用尽量不用，能少用绝不多用。

19. 若要不失眠　煮粥加白莲

莲子在《神农本草经》里列为"上品"，具有补中养心，益气力，除百病，久服轻身耐老，益寿延年的功效。现代药理研究证实，它有镇静、强心、降血压、抗衰老、抗肿瘤等多种作用。与粳米炖煮成粥可保护内脏，稳定情绪，并明目聪耳，强体壮骨。取莲子30克，百合30克，加冰糖适量，炖水作饮料，可养心安神，增强记忆力。将莲心4~5克用开水冲泡代茶饮，可治疗失眠、高血压、心悸头痛等症。

20. 早上三片姜　胜过人参汤

姜主要含姜辣素、姜醇、姜酚和挥发油等成分。味辛辣，性微温。可食、可药，对人体健康十分有益。

祖国医学常用其逐瘀导滞、通壅隔、除秽浊毒及抗癌。

英国科学家发现其能降血脂，降血压，防血栓。

日本学者试验证明：干姜对妇女宫颈癌细胞抑制率在90%以上，可抑制体内过氧化脂产生，清除体内自由基，延缓衰老，与目前应用的抗氧化剂——维生素E相比，其效果更佳。与其他药物、食物配合，也有显著的医疗作用。

治牙痛

痛时取一片生姜咬在痛处,可以缓解或疼痛消失。

治腰腿痛

取鲜姜250克,捣泥取汁置于碗内,将姜渣炒热,用纱布包裹在患处,往返熨敷。姜渣凉时,在渣中加汁炒热再熨,早晚各1次。效良。

防治疾病

取鲜姜250克,红枣25枚,红糖250克,加水适量煮半小时,取汁冲茶,常饮,对防治感冒、风寒、胃痛、肠炎,祛湿寒,治泻痢等疾病都有良效。

由于姜的用处很多,民间传说"早吃三片姜,赛喝人参汤"。

21. 大葱蘸酱　越吃越壮

大葱用途很广,能刺激人体汗腺,有发汗解表作用;能促进消化液分泌,具有健胃功能;含有植物杀菌素,有较强的杀菌作用;还有预防动脉硬化和降低胆固醇的作用;可以帮助老年人加速机体血液循环。民间常用葱白泥治疗骨髓炎、感冒等都很有效。国外专家发现经常吃葱的人,患高胆固醇疾病的人很少。法国一医学专家研究指出,一种用大葱治疗哮喘的最新方法:每天每隔3小时喝1小勺加白蜜的葱汁,2周1疗程,治疗春季到来时哮喘病有特效。

22. 腰带越长　寿命越短

英国民谚"腰带越长,寿命越短"。富有哲理,形象生动。一语揭示了肥胖的表现与危害。对于富裕起来的国人特别是在大中城市的人们具有很现实的警示作用。

肥胖是百病之源,已是中外专家的共识。许多研究和调查证明,肥胖可以导致100多种疾病,包括高脂血、高血压、糖尿病、心脏病、中风等。其中,患糖尿病的人,80%是肥胖者;患高血压的人,50%是肥胖者;患痴呆病的人,30%~40%与肥胖有关;肥胖者患白内障的几率高于正常人1/3;体重超标15%,将折寿10年。上述情况说明肥胖就是疾病。

当今,肥胖已成为一种流行病。全世界肥胖人已达到12亿。我国卫生部门保守估计,全国的肥胖人群有1.6亿。国家营养学会理事长沈治平2001年早已披露,在大中城市,肥胖人已占1/3,儿童中肥胖人也占到15%,肥胖不再是影响个人仪容长相的生活小事,已成为民族兴衰的大事。美国医学联合会会长路易斯说:人类健康的最大威胁不是来自癌症而是来自肥胖。世界卫生组织将肥胖列为人类健康十大威胁之一，是仅次于癌症、艾滋病的第三大杀手。减肥刻不容缓，已成为提高人们健康水平的当务之急。

注：（1）体重指数=体重（千克）÷身高^2（米）

（2）国人的体重指数：小于18.5为过低，24~27.9为超重，28以上为肥胖。

（3）国人腰围预警标准（国际糖尿病联盟确定）：男性腰围小于90厘米，女性腰围小于80厘米。

23. 偏方治大病　用药要对症

偏方、单方、验方是广大群众长期实践经验的结晶，源远流长，代代相传，早已成为祖国医学的重要组成部分，用之得当确能治愈一些疑难杂症，药味简单，高效安全，药源充足，取材容易，制作简单，价格便宜，能减少药品消耗，降低药费开支。完全符合温家宝总理指出的"要提高药品使用率，降低群众看病成本"、"建设节约型社会"的方针，是解决群众看病难、看病贵的有效途径。

偏方治大病历史悠久，历代都有单方书籍。唐朝文学家、哲学家刘禹锡曾亲自收集中草药单方著有《传信方》一书，留传于后世。近年，名医高允旺教授著《偏方治大病》名震海内外，畅销全国各地。偏方治大病的事例很多，被誉为药王的唐代孙思邈曾用一味蒲公英治愈手指疮毒；明代医学家李时珍用一味延胡索治疗好下痢腹痛垂死的病人，用一味黄芩治好骨蒸发热病；宋代文学家欧阳修用一味车前子治愈腹泻不止。近年，湖北省洪湖中医院院长周承明为了治疗风湿病，跑遍了鄂西、鄂东和湘西的山村，收集到200多个偏方，治疗无数顽症，被誉为"当代药王"。民间单方治病的案例，数不胜数，马齿苋治痢疾；蒲公英治痈肿；车前草治淋症；鸡内金治食积；白茅根治尿血；使君子驱蛔虫；白芨治咳血；腰痛吃杜仲；头痛吃川芎；若要睡得好，常服灵芝草；家有刘寄奴，不怕刀砍头；一味丹参饮，功同四物汤；高血压不可怕，一年三斤罗布麻；家有千里光，全家一世不生疮；3片生姜一根葱，不怕感冒和伤风。

笔者在为本人、家人以及亲朋好友运用单方治疗治病实践中深有体会。母亲20余岁时，患五更泻，20多年久治不愈。50多岁后，偶得甘肃省中宁县民间偏方：每天嚼食甘枸杞10~12粒，一年多彻底痊愈，寿高83岁从未复发。

我老伴患脚气病，满脚常有水疱，脚底最重，年年用药、天天治，十多年不愈，采用食醋泡中药疗法。即当归5克，五加皮6克，赤芍5克，白芷6克，防风1克，大枫子6克，荆芥5克，透骨草6克，花椒5克，地骨皮6克，白鲜皮6克，明矾6克，海桐皮6克，皂角9克。上药用陈醋1000克，泡3天即成。每天泡脚1次，每次泡30分钟，泡了2个伏天（从入伏至出伏约40天），2年彻底痊愈。平时以食醋保健就可以及早预防。

我曾患白内障和前列腺肥大症，成都军区副军级教授、全军肛肠小组成员苏明亮向我推荐了一个单方："一味车前子，天天冲茶饮"。服用一年多时间，白内障消失了，前列腺肥大被控制住了。此后，每月喝数天车前子茶，坚持保健。至今20年，前列腺未见增大，白内障再未出现。

我曾由于夜间着凉患了肩周炎，服西药、中药，贴专用膏药，收效甚微。一个偶然的机会，从名医、教授、临汾市医院中医科原主任高允旺编著的《偏方治大病》一书中看到活螃蟹泥治疗肩周炎的单方。事先将活螃蟹洗净备用（放在清水内自由呼吸半天即净），晚8时，将活螃蟹捣为泥浆，摊在干净的白棉布上，贴于患处，用胶布条固定。

注意：（1）切勿用死螃蟹。

（2）如要包裹，可用棉布，切勿使用塑料布，要保持透气。

经使用，不到5个小时，往日肩周炎引起的剧疼，一下不见了，疗效之好，速度之快，是我万万没有想到的。花了1000余元没有治好的肩周炎，只用了不足10元治好了。后将此方介绍给惠百胜夫妇等不少患者使用，一致称赞疗效极佳。

我单位原来一位老领导贾坤南同志患中风歪嘴，从老家稷山县到临汾，从临汾到省城太原，花了700余元不见效，在乔李镇侯村，用60元买了3张民间膏药，彻底治好了。

临汾市人大副主任张伟能患喉炎，治疗1月多，见效不大，服用民间常用的挂金灯3棵，泡茶频饮，1天见效，3天痊愈。此药在尧都区汾河西一带，野生很多，患者常用，几乎家喻户晓。

临汾卫校附属医院中医科原主任孟庆云，用单方为我家中人治过不少病，记忆最清楚的是几味食品——红糖、白糖、生姜、核桃仁、芝麻、红枣（去核）、蜂蜜等混合炒制，治咳嗽，大人小孩都可用，个个见效。

报载，营养学专家建议糖尿病患者每日服食母生8克，患者服后反映比一般降糖药效果还要好。

从《扬州晚报》获悉：国外心血管病专家研究指出，芹菜确有降压作用，但必须生嚼。高血压患者每天嚼食生芹菜40克（上午、下午各20克），对各种高血压均有效。我亲自试验，5天见效，7天降压5~7毫米汞柱。在服药的同时，连续嚼食芹菜1年多，血压稳定在正常范围内。经医生同意，停止服药10天，检查效果良好。此后，继续坚持每天嚼食芹菜，至今已8年多，未服药物保持了血压正常稳定，避免了应用抗高血压药物对肾脏的损伤。临汾水文地质队赵正一先生，患上高血压，照用此疗法，半年多时间，血压就恢复了正常。5年后追访，疗效很好。　正如广州中医药大学首席教授、博士生导师靳瑞谈饮食疗法时说：芹菜具有降血压、镇静安神、活血调经等保护血管的作用，患有高血压的老年人，如果能坚持每天服2杯新鲜的芹菜汁，就可以使血压缓缓降低，各种症状逐渐降低以至消除。

目前，中草药单方治病更加受到群众欢迎，国家卫生部明确表态，不能废弃中医药，不少有志之士纷纷投资开发单方药，如穿心莲片、罗布麻茶、柴胡冲剂、银杏叶茶及口服液等。正在将单方治病往科学化的道路上推进，促使单方治大病永放光彩。

24. 家有三年艾　医生不用来

艾叶可以防病治病，保健养生，是强身健体的佳品。

中医学认为艾属温性，善通十二经脉，具有理气血，逐寒湿等作用。《本草正要》认为"艾叶，能通十二经脉，善于温中，逐冷、除湿，行血中之气，气中之滞"。《本草纲目》记载："艾叶，可以取太阳真火，可以回垂绝之阳，灸之则透诸经而治百种病邪，起沉疴之人为康泰，其功亦大矣。"在中医灸法中艾叶占主流地位，有独特的物质基础。现代医学研究已经证明，艾叶含有抗氧化并清除自由基的物质，在燃烧过程中，这种物质不仅不会被破坏，反而有所增强，是一种十分有效并适于机体治疗的远红外线，且可被肌体吸收，顺着经络到达全身各处，而起到治疗保健的作用。

补气助阳，温脾益肾，使人体元气充足，精力旺盛，抗衰延年。

笔者对艾叶逐冷除湿的功能有亲身体验：一次上山爬坡时，累得全身发汗，遇到风雪交加，衣服湿透了，患上了关节炎。当时，在大宁县堡村一位老农，传授给我一个艾叶治疗关节炎的偏方，即用棉布做一个长方形的布袋，内装适量艾叶，将患处全部裹实，整个三伏天，白天晚上坚持裹着，防止着风着凉，百天后关节炎会痊愈。我遵法治疗，一个夏天病即痊愈。至今40余年，平时注意保暖，从未复发。

又一次也是冬天，用冷水洗衣服的时间过长，患上了肩周炎，在采用多种治疗方法不见效的情况下，尧都区一老儒，授我艾叶灸疗法，即将艾叶制成宝塔状（上小下大）从尖上点燃，放在患肩旁，除头部外，全身用棉被盖实，用其烟、火灸全身，直至火灭。每天晚上睡觉前灸1次，2天见效，5天治愈。至今15年多，未见复发。

老伴多年腰痛，五更左右尤甚，多方治疗见效不大，用艾炷灸痛处，当日见效，3天痊愈。从此我对艾叶的治疗保健功能深信不疑，家中经常储存一些艾叶，以备急用。

（二）运动谚语

1. 运动好比灵芝草　何必苦把仙方找

运动是健康的重要保证之一。这是世界卫生组织经过千百万人生活实践和科学认证总结出来的。法国名医蒂索说："运动就其作用说，可以代替任何药物，但世界上的一切药物都不能代替运动的作用。"美国《新英格医学杂志》对16936名人跟踪调查16年，发现参加运动的人死亡率为根本不参加体力活动人的一半；同样年龄，运动和不运动的人衰老程度相差很大，同样35岁相差8年，同样45岁相差20年。人的生理机能，35以后，每年以0.75%~1%下降，不运动的人和坐着工作的人，生理机能退化是经常锻炼人的2倍。总之，一句话"生命在于运动"。

如何运动呢？目前最时尚的健身运动是"轻体育"，即轻松体育。具体有以下6个特点：

时间要求松：不拘泥时间，完全依个人体力、兴致、忙闲而定。

技术要求低：没有过高的技术要求与规则，只要有健身愿望，马上可以进入角色。

经济负担小：在家庭、公园、马路、广场都可以。

运动方式灵活：散步、跳舞、爬楼梯，一切量力而行，随心所欲。

体能消耗少：力所能及，对身体各系统起到调节作用，有适当刺激。运动前一小时和运动后一小时脉搏跳动次数一样，运动中正常脉搏为170次/分，运动后感到轻松舒适，食欲增加，睡眠改善。

循序渐进，持之以恒：不能操之过急，更不能三天打鱼两天晒网。

运动对于强身健体有很多好处。

（1）提高抗病能力。运动使人产生出"致热源"，使白细胞杀灭细菌和病毒的能力增强，能抵制各种病体释放毒素，战胜疾病。

（2）促进健康。运动中血液循环加快，吸收的氧气和呼出的二氧化碳增强，肌肉骨骼不断增强，关节更加灵活。《现代养生杂志》报道，据调查，一组64岁的体力劳动者，骨质量占80%;另一组52岁，很少活动，经常坐着工作，骨质量仅占11%。

（3）治疗疾病。对患者具有康复作用，许多权威医疗单位都有报告。中国医科大学的报告指出，适当强度且长久的锻炼可降低血糖，并能减轻或防止糖尿病患者心脑血管并发症的发生。《美国流行病杂志》2003年报告，每天快步走半小时能够大大降低患糖尿病的危险。流行病教授，用6年时间对1278人研究观察发现，每天活动超过30分钟的人能够避开患糖尿病的危险。当然，也要配合饮食疗法。其他方面，如高血压、高血脂、腰腿痛、肩周炎、眩晕、坐骨神经痛等疾病，通过运动治疗后，效果都比较明显。2004年《医药养生保健报》载："每餐后半小时步行5000步，能有效地使血糖保持在正常水平。" 笔者对此深有体会，2003年发现血糖异常，每晚餐后步行30~40分钟，先慢后快，周身发热，出微汗，在没用药物治疗的情况下，3个月血糖恢复正常。

2. 晨走三百步　不用进药铺

从古到今，人们对走步健身有很多称赞。"步行是百练之祖"，"百练不如一走"，"健康体魄就在脚下"，"晨走三百步，不要进药铺"。坚持步行锻炼，强身健体高寿者不乏其例。苏东坡"以步当车，散步逍遥"；聂荣臻每天散步一小时，高寿93岁；康德每天散步一小时寿高80岁；雷洁琼喜欢散步，95岁仍健在；陈立夫坚持每天走路，活了100岁；北京普渡寺一道士，没有很好的营养，就是每天早上走2小时，96岁还活得很好。当今，徒步行走风行全世界。1992年世界卫生组织表述21世纪四句健康箴言称"最好的运动是步行"。欧、美、日各国积极推广。美国号召国民每日"万步行"，现在已有5000万人参加。

走步健身确实很好，它简便易行，直接有效，大部分肌肉和骨骼都参加了运动，效果十分明显，具体表现在下列几个方面：

首先，活血舒络，改善血液循环，稀释血液，减少血栓，有强心作用。步行后可使血压下降6毫米汞柱。

其次，强健肌肉和韧带，减少骨质疏松，使骨骼更加结实。

第三，增加肺活量，改善心肺功能。最主要的是改善神经系统功能，尤其是平衡功能。

第四，调整全身功能，促进胃液分泌，帮助消化，促进新陈代谢，对防治糖尿病、控制肥胖有独特的作用。

第五，增强关节活动性，提高活动能力。

第六，通过腿和脚部活动反射到全身，使各个器官受到锻炼，提高人体免疫力，起到防治疾病抗衰老的作用。

在美国有一项试验，让40~57岁的男性，每天步行40分钟，每周4次，20个星期后检查结果表明：血液黏度下降30%；体重平均减少1.3千克；皮下脂肪平均厚度从135毫米减小到了120毫米。

我在2003年体检时，发现四高症（高血压、高血糖、高血脂、高血黏）后，每晚饭后步行40分钟左右，行至浑身发热，出微汗，3个月后，体重减少5千克，体重恢复正常，四高都消失。8年来，维持在正常水平，坚持每天步行起了很大作用。当然也不可忽视药物的作用。

另外，光脚走路，常接地气，可以驱除体内积存的静电，使地之阴气通过涌泉穴升入体内，起到养阴的作用。这种方式很值得推广。

3. 饭后百步走　健康又长寿

饭后百步走对人体健康有很大的好处。可以加速血液循环，增加肠胃蠕动，利于消化，增加肺活量，改善心肺功能。反之，饱食即卧害处多，会使饮食停滞不易消化，气血凝结，脾失运化，且易患头痛、肺气肿等疾病。

走步时需要注意二点

不急行

不要跳跃、登高、大步快走，防止引发疾病。

莫过早

一般应在饭后1小时左右进行，因为人体血液在饭后大量地自动分布于消化系统，如果再分散一部分去满足下肢需要，别的器官血液供应就更加减少，就有加重心脏病和胃下垂的危险。

4.一日抖三抖　能活九十九

抖动，就是自发的浑身颤抖，要求姿势是站立、挺胸、两眼微睁、双脚分开与肩同宽。全身放松排除杂念，以脚跟和膝盖为轴，发动浑身上下各部位肌肉和内脏的颤动。抖动的时间和频率因人而异，一般可做20分钟，最长不超过半小时，只要没有不适之感，无论运动的快慢和持续时间长短都不会有副作用，更不会有什么偏差。这种动作简便易行，时时处处可做。经过抖动，可以活动筋骨，加速血液循环，提高免疫力，增强体质。因此，民间有"一日抖三抖，能活九十九"之说。

5.冬天动一动　少生一场病　冬天懒一懒　多喝药一碗

寒冬季节坚持到室外锻炼能提高皮层的兴奋性，增强中枢神经系统体温调节功能，以适应寒冷的刺激，有效地改善肌体抗寒能力，预防感冒、支气管炎等病症，也可以预防骨质增生。因此说，冬天动一动少生一场病。相反，冬天怕冷，紧闭门窗，睡懒觉，或者在空气污染的室内打麻将等，极易使体质迅速衰退，抵抗力下降，最容易患感染性疾病。所以，要想不生病，还是多活动。

6.花间转一圈　啥病也不见

花可以让人赏心悦目，给人以视觉上的享受，让人快乐。有不少花可以入药防治疾病，净化空气防治污染。如荞麦花粉和槐树花粉可防治动脉硬化；山楂花能防治心肌梗死；栗树花粉补血；油菜花对动脉曲张性溃疡有疗效；橙树花粉健胃益脾；茉莉花可治消化不良，腹泻和腹痛；芫花消炎，治疗小便不利，牙痛等症；闹羊花治风湿关节痛，肌筋麻木；玫瑰花行气解郁，活血散瘀；旋覆花治咳嗽气逆，胸胁满闷和外感风寒头痛；鸡冠花凉血，止血，收敛止泻；月季花活血调经，解毒消肿，治妇科病；凌霄花活血散瘀，治血热后风；凤仙花治咳嗽咳血，灰指甲，鹅掌风；牧条花治急慢性肺气管病；雪莲花治肾虚阳痿，月经不调；菊花平肝明目治高血压，疏风散热，治感冒发烧等。

7. 人要长寿　齿要常叩

牙齿与人的健康息息相关。民间谚语"人要长寿，齿要长叩"。"清晨叩齿三十六，到老牙齿不会落"。世界卫生组织认为口腔健康是关系到全人类健康的大问题。现代医学证实，口腔疾病可引发多种疾病，如心脏病和胃病就与牙周炎病有关，绝不可掉以轻心。

经常叩齿好处很多。古书曰：叩齿可使筋骨活动，心神清爽；疏通经络，坚固牙齿。叩齿过程中产生的唾液是人体的五脏之精、气血之华，有金津、玉液、甘露、金浆、神水之称，对人体有养阴敛阳的作用，可帮助消化，清洁口腔，抗菌和凝血，防治溃疡、癌症等疾病；能强化肌肉、血管、骨骼、软骨和牙齿的活力；是补肾的"良药"之一；可延缓人体衰老。汉代医学家陶弘景，常以叩齿健身，年过八旬齿紧完好，身体很好。明代医学家冷谦，天天叩齿，寿高150岁。清乾隆皇帝寿高89岁，为历代皇帝之最，在位时间最长，其健身秘诀之一即"齿宜常叩"。笔者原有牙齿28颗，早年缺失 2颗。离休后坚持天天叩齿，叩齿20多年只缺失1颗，现存25颗，全都完好。深深感到经常叩齿、咽唾液对健康确有帮助作用。

叩齿简便易行，以适当力度，每天叩1~2次，叩击次数27~36次不等，每次1~2分钟。叩齿后，以"赤龙搅海"、鼓腮漱口，也可以早、晚各嚼（只嚼不咽）核桃1颗，使津液满口，分3次缓缓咽下（因为唾液全被食道吸收），以意念送至丹田，即可滋养全身。关健在于持之以恒。

8. 常捶背　活百岁

中医学认为，背为阳，腹为阴，人的背部基本上都是人体的阳经。捶背能提升阳气，使人体的脏腑功能更加协调，行气活血，舒筋通络，使全身气血通畅。人体背部有50多个穴位，皮下有大量的"休眠"免疫细胞，可谓免疫细胞库房。有丰富的脊神经，支配人体运动及心血管和内脏的功能。通过捶背刺激可以将"休眠"细胞激活。可以促进体内的血液循环，增强内分泌系统功能，促使气血流通，调节脏腑器官的功能达到阴阳平衡。激发细胞活性，杀灭致病微生物，防治很多疾病的发生。有医者经验：捶心俞穴，可宽胸理气，宁心安神，治疗心痛、失眠、健忘等症；捶肺俞穴能宣肺清热，治疗支气管炎、支气管哮喘、肺炎等出现的咳嗽、胸满等症；对其他慢性病也有很好的治疗作用；对体弱多病的老年人是行之有效的保健方法，舒筋活血，健身防病，宁心安神，振奋精神。有病治病，无病亦可强身。所以人们常说："常捶背，活百岁。"但要注意：对患有严重心脏病、脊椎病以及晚期肿瘤的病人，都不宜捶背。

捶背的方法很多，健身球捶，操作方便，室内室外站着坐着都可以，指到哪就捶到哪。二人或多人相互捶。形式多样，双手半握拳捶，双手展开捶，双手立式捶。撞树：站立树前，双脚略分开，身体前倾后撞，一次可撞半个背。在西安市西城墙公园内，由于撞树的人较多，有许多树被撞的十分光滑。

无论何种方法都要注意，力度要适当均匀，过轻不起作用，过重则伤害内脏。

9. 呼吸到脐　寿与天齐

"呼吸到脐，寿与天齐"这一谚语在民间流传甚广，也是养生家对腹式呼吸的高度评价。编者多年运用此法健身，深感有益。其基本要领是：思想专一，放松肩部；先呼后吸，吸鼓呼瘪；吸时经鼻，呼时经口；呼比吸长，不可用力。具体方法是：仰卧床上，宽松衣裤，双手轻放腹部，全身放松，自然呼吸，随吸气而腹壁鼓起，随呼气而腹壁凹下，即所谓气贯丹田。早晚各练10~20分钟。长久熟练，或坐或立可随时练习。

古今中外医学一致赞同此法。祖国医学认为，腹部位居人体之中焦，内藏脾胃为后天之本，为水谷精微化生气血之源，人体气机升降之枢纽，故腹式呼吸，可促进气血循环，使人体处于经气运行的最佳状态。

现代医学认为，腹式呼吸大大增强膈肌上下运动的幅度，给肝、脾、胃施行按摩，改善消化机能；有利于两肺下叶的充盈度，增加肺活量；还可以增强对人体各部位功能的协调能力，消除疲劳，提高记忆力而增智益寿。中国科学院教授杨力说：腹式呼吸可以充分利用横膈膜，使胸廓得到最大限度的扩张，肺下部的肺泡得以伸缩，让更多的氧气进入肺部，改善

养生保健篇

心肺功能。这是一个应该提倡的保肺好方法。

10. 拍打足三里　胜吃老母鸡

足三里是人体的一个长寿穴，是胃经要穴。消化功能的好坏，对身体健康极为重要。俗话说，"要想身体安，三里常不干"。经常拍打该穴位，或以指关节按压，或艾灸，效果更佳，能补脾健胃，增强免疫力，使人精神焕发。有位名医忠告：如果能每月用艾灸此穴10次，每次20分钟，便可活到100岁。对能否活到100岁，编者不敢保证，但对补脾健胃效果特佳，确有实践体验。自己由一个多年的老胃病患者，彻底甩掉了药罐子，20多年来粒药未服，就是按摩足三里起到了很大作用。有兴趣者可一试。

11. 常做提肛　有益健康

肛门附近有三条经脉：督脉、任脉和冲脉。督脉主管人的一身之气；任脉主管人的一身之血；冲脉主管人的一身之性。这三条经脉决定着人的生老病死，非常重要。医学专家认为，乾隆享年89岁，为历代皇帝之冠，其长寿原因之一就是他常年坚持提肛锻炼。提肛就是肛门收缩和放松动作，可以防止静脉瘀血，增强肛门括约肌的功能，加速静脉血的回流，降低动脉压，增强肛门部位的抗病能力，达到治病的目的。可以促进肠道蠕动，对防止便秘有良好作用。对于久坐、久站活动较少而引起的痔疮、肛瘘、便秘以及阳痿、早泄、性功能减退等疾病都有明显的预防和治疗作用。对冠心病、高血压病、下肢静脉曲张等慢性病，亦有一定的辅助治疗和预防作用。使前列腺充血减轻，对前列腺疾病的预防和治疗有很大帮助。可护肾壮阳，对防止性功能衰退非常有益。

每天1~2次，每次做5~10分钟即可。坐、卧、站、行皆可进行，简易方便，持之以恒，定可受益。

（三）起居谚语

1. 睡前洗脚　胜吃补药

脚部有很多穴位，脚踝以下双侧有六十余个，超过全身总穴位1/10。它们对五脏六腑疾病都有治疗作用，对治疗失眠最有效。古人云：春天洗脚，升阳固托；夏天洗脚，湿邪乃除；秋天洗脚，肺润肠濡；冬天洗脚，丹田温灼。热水洗脚是良性刺激，可以促进血液循环，通经活络，温热脏腑，活泼末梢神经，调节内分泌系统，改善睡眠，提高记忆力。对防治脚气病亦有较好的作用。

洗脚的要领有三：

（1）水温，平时以40~50℃为宜，冬季以60~70℃为宜。

（2）水量，以淹没踝骨为好。

（3）时间，以15~20分钟为宜。

2. 吃人参不如睡五更

睡眠对于人体健康十分重要，人的一生约1/3的时间要在睡眠中度过，它对维持正常新陈代谢和神经传导功能，消除疲劳，养精蓄锐，延缓衰老有直接的作用，民间谚语"睡得香，寿而康"、"睡得香，少病殃"、"吃好喝好，不如睡好"、"吃人参不如睡五更"。正如一副对联"千金难得买酣睡，一枕真能保健康"是很有道理的。清人李渔说得更为透彻："养生之诀，当以善睡居先。睡能还精，睡能养气，睡能健脾益胃，睡能坚骨壮筋"。严重睡眠不足（仅三四个小时）只一两次就可能引发疾病。生理学已有证实，这种情况下，免疫力下降很多，容易发生感冒，导致癌症。还有医学家估算，长期睡眠不足要使人的寿命缩短15年左右。美国科研人员新近调查:睡眠严重不足者，死亡率比正常睡眠者高80%。一位教授说:睡眠是抵御疾病的第一道防线。

睡眠的最佳时间是晚上10点至凌晨2点。白天的体力消耗，要靠晚上来补充，这个时间是旧细胞死亡新细胞生成的最活跃时间，按人体生命节律讲，白天造成的机体消耗要靠晚上睡眠来补充，尤其是内分泌激素的25%~30%是在睡眠时产生的，这个时间不睡眠细胞新陈代谢就要受到影响，则会加速衰老。即使白天补充睡眠，也补救不回这个损失。经常开夜车的人面色萎黄精神不好，就是这个道理。要想身体好，晚上须睡好。正如诗人半仙翁说:"华山处士如容见，不觅仙方觅睡方。"

3. 菊枕常年置头下　老来身强眼不花

人的头部、颈部，经络密布，穴位庞杂，睡眠时头部的温度使枕内的药物有效成分挥发出来，缓慢持久地刺激经络与穴位，可达到防病治病的目的。

菊枕是菊花晒干做枕芯，以九月九日采摘的菊花为佳。具有清热散风，益肝明目，抗感染等特性，有"通关窍，祛滞气"作用，促进神经肌肉关节功能协调，止痛祛痛的效果。如再加入少量川芎、白芷、丹皮三味药，又有活血行气，清热凉血，活血化瘀的功效。

4. 天天开窗　身体健康

最简易的保健措施是，勤开窗户，调换空气，让居室内增加更多的负氧离子。

一般居室每立方米的空气中负氧离子的含量只有40个左右，然而在有电视或空调的室内为零，甚至出现氧自由基。一般室内，勤开窗户调换空气大大增加室内负氧离子，使人体细胞免遭侵袭。有测验表明，换一次空气半小时，可除去空气中的微生物60%。如果不能开窗，最有效的办法是安装一台负离子发生器，使其产生自然洁净的负离子成分高的空气，以防止出现居室氧自由基。

5. 冬天戴棉帽　胜过穿棉袄

冬季保健首先要保暖，全身任何地方着凉都会引起疾病，头部保暖尤其重要。据测算，人在静止状态下，当环境温度为15℃时，人体1/3的热量要从头部散去，4℃时1/2的热量要从头部散去，零下15℃时，3/4的热量从头部散去。可见，气温越低，从头部散去的热量越大。因此，在寒冷的冬季戴帽保暖头部十分重要。相反，如果头部受凉，会使全身血管紧缩，肌肉紧张，引发头痛、伤风、感冒、肠胃不适、失眠等疾病。

6. 百里不同房　同房不百里

同房是性生活的雅称。百里是指长途旅行。从广义上讲，"百里"在这里是指身体劳累，比如剧烈运动，要消耗一定的体力。"百里"后未经适当休息恢复精力就进行性生活，会导致下肢软弱无力，心脏剧烈跳动，抽筋、口干以及疾病复发等不良后果。同样的道理，如果同房以后未经适当休息恢复精力，马上进行剧烈的劳动和运动，非但效果不好，反而会影响身体健康，轻则工作质量下降，重则伤身致病，后悔不及。

7. 若要长生　肠中常清

晋代大医家葛洪说："若要长生，肠中常清。"说明排便通畅十分重要。人在正常情况下，应每天排便1次。若48小时以上不排便，则被视为排便不畅或便秘。粪便在肠腔中停留久了，可产生一系列毒性产物，诱发直肠癌变、痔疮。过久，毒物可能被血液吸收流到全身重要器官而造成损害。如发生厌食、腹胀、恶心、失眠、智力减退等许多疾病。若便秘难解，对患有慢性病的人，容易导致一些不良后果的发生，如心绞痛发作、心肌梗死、消化道出血等。

再如，排便困难，长时间蹲位，会出现脑缺血而晕倒，致伤、致残、致死。为保持大便通畅，平时宜多喝水，刺激肠蠕动，促进排便；多吃新鲜蔬菜、水果、含纤维素多的粗粮等食物，少食辛辣之品；适时揉腹，改善胃肠蠕动功能，促进新陈代谢。如还难解，就应及时就医治疗。

（四）心理谚语

1. 笑口常开　健康常在

笑是很好的保健方法和治病良方。民间和古今专家学者都有共识，马克思说："一种美好的心情，比十服良药更能解除心理上的疲劳和痛苦。"巴甫洛夫说："药物中最好的是愉快和欢笑。"101岁的老寿星张群说："大笑一次，年轻一天，大怒一次减寿一年。"笑学先驱美国斯坦福教授说："笑比运动更可以促进血液循环和腹肌收缩。"法国研究人员表示，大笑1分钟，相当于运动45分钟。国际大笑俱乐部，已申请国际奥委会将大笑列入奥运体育项目之一。

日本医学家开展笑疗法，笑治疗多种疾病，并可以消除全身肌肉紧张，稳定血压、血糖，消除便秘，有助于防癌。

我国医学专家认为，笑是肺的保健好方法，可以消除疲劳，驱除抑郁，解除胸闷，恢复体力。使肝气平和，保持情绪稳定。生发肺气，使肺吸入足量的新鲜空气，呼出废气，加快血液循环，使心肺气血调和，令你身心愉快，让你感到年轻。

著名教授齐国力说，笑时微循环旺盛，其保健功能有以下五点：

（1）不得偏头痛。

（2）笑得肚内咕噜咕噜，不得便秘。

（3）不得后背痛。

（4）不得关节炎。

（5）锻炼肠胃。

笑是减轻紧张的有效方法，它和治疗心脏病的药物——第二阻塞剂有同样的功效。

笑还可以提高免疫力，减轻压力。

如何才能笑口常开呢？

（1）淡泊宁静，心平气和，什么事也不要放在心上。

（2）自寻乐趣，知足常乐。一切怒气忍字消，怒时先唱"不气歌"。

（3）经常参加娱乐活动，多听笑话，多看幽默故事。

2. 拥有"十心"得高寿（节选）

开心

欲求快乐康而寿，开心悦志解百愁，嘻嘻哈哈无须忧，病魔定会绕道走。

宽心

不如意事常八九，宽心大度泯恩仇，牢骚满腹不可有，沾光取巧要弃丢。

静心

淡泊寡欲莫贪求，静心安神得高寿，富贵名利莫伸手，事事知足乐悠悠。

善心

出门言行需宽厚，善心常存德当修，堂堂正正心无忧，坦坦荡荡无愧疚。

交心

忧愁烦恼谁无有，多找知己聊聊天，自寻乐趣广交友；烦恼之事往远丢。

爱心

夫妻之间要和睦，爱心相伴共携手，互谅互让勿别扭，恩恩爱爱到白头。

信心

病魔缠身莫低头，信心十足与病斗，食疗药疗与神疗，三管齐下渡关口。

恒心

强身健体贵在动，恒心持之寿长久，流水不腐枢不蠹，何必苦把仙方找。

童心

春常驻眉不起皱，修饰打扮老俏秀，神采奕奕春常留。

壮心

壮心不已精神抖，春花凋落秋菊艳，何须暮年把白头。

3.笑不笑由你 且看笑话集

●推销香烟

烟草公司的推销员在市场上大叫大喊："卖香烟，芳香可口，防虫牙，除百病……"有个老头也帮助推销员说："香烟还有许多好处，小偷不敢进屋，狗不敢咬，抽了香烟永不衰老……"推销员听了大喜，连连向老头致谢，并希望老头解释一番。

老头接着说："很简单，抽烟的人，整夜咳嗽，小偷岂敢进屋？抽烟的人身体虚弱，走路时挂着拐杖，狗岂敢咬吗？抽烟的人易得肺癌，能活到老吗？"

●进财出门，高升下来

铺子掌柜挑选伙计，不论本事大小，只图有个吉利的名字。到了年底，他筛来筛去挑选了两个伙计，一个叫进财，一个叫高升。初一那天接财神时，他先到了院里，大声吆喝："进财！进财！进财！进财！"高升在楼上回答："掌柜，进财出门去了。"掌柜觉得很扫兴，改口又喊道："高升！高升！高升！高升！"高升在楼上连忙答应："下来了，下来了，马上就下来了。"

●不能容人

丈夫对怀孕的妻子说："你们女人度量小，不能容人。"妻子指着自己的肚子说："里边的不是人吗？"

●共同语言

妈妈："这小伙子漂亮，工作好，工资高，你偏不同意，你到底要找一个什么样的？"

女儿："我要找一个有共同语言的"

妈妈："他又不是外国人，怎么会没有共同语言呢？"

●你钻进去

夫妻吵架互不相让，丈夫大怒，说："你快滚，把你所有的东西都带走！"妻子流着泪收拾自己的行李，又把一只大麻袋往丈夫身边一扔，说："你钻进去！"丈夫问："你要干什么？"妻子吼道："你也是属于我的，我要带走。"

●缺少什么

一个百货公司推销员，对一位家庭主妇喋喋不休，把所有新产品一一介绍，主妇毫无反应。推销员最后问道："说了半天，府上究竟缺少什么？"主妇直截了当地说："钱。"

●调动

售货员气冲冲地找到主任，问道："你为什么把我从食品柜调到农药柜？"主任回答："因为顾客反映你卖什么吃什么。"

●谁听话

一位父亲抽彩奖，得一件玩具。回家后把两个孩子叫到一起说："谁该得这件玩具呀？""平时谁听妈妈的话，谁对妈妈的话从不回嘴呀？"

两个孩子同声回答道："爸爸最听话，玩具归爸爸。"

●分养父母

爸爸：从今天起我和你叔叔分家啦。以后你爷爷跟咱们过，奶奶跟你叔叔过，落实到人，各负其责。

儿子：可你们老了，这家庭责任制就实行不了啦。

爸爸：为什么？

儿子：你已经领了独生子女证，我和谁分养你和妈妈呢？

●等下一趟吧

小李的妻子是公共汽车的售票员，一次散步回来，妻子进屋后，"哐啷"一声就把门关上了，小李在外边一边敲门，一边喊："喂！我还在外面呢！"

妻子听了习惯地回答说："吵什么，等下趟吧！"

4. 养生牢记四句箴言

（1）把自己看成别人。当自己受到挫折和屈辱时，把自己看成别人；置身事外，不快之事就会减少；而功名成就万事如意之时，也把自己看成别人，若无其事，就不会忘形得意，被胜利冲昏头脑。

（2）把别人看成自己。与人交往中，遇事能设身处地为别人着想——这事若碰到自己头上，自己会如何想。

（3）把别人看成别人。要尊重别人，不要怠慢别人，不强求别人怎么做，因为那是别人的权力与自由，你无权干涉。

（4）把自己看成自己。时时处处承担自己的责任，有了错误不逃避责任，被别人指责也不埋怨对方，要懂得检讨自己，使自己更好地进步。

二、健康生活方式是长寿的基石
——保健养生四字诀

健康的生活方式在健康与长寿的作用中，占很大成分。世界卫生组织调查为60%；俄罗斯调查为85%；我国卫生部调查，80%的疾病与饮食有关。专家监测报告：有健康的生活方式，高血压可减少50%，糖尿病可减少50%，60%~70%的癌症可以预防；寿命可增长30~40年，其中平衡膳食可增寿15~20年。这一系列数字，启发了我对健康生活习惯的重视。综合各地长寿老人的生活经验和本人实践，整理为健康生活方式四字诀，与保健养生者交流意见，共同研究。

1. 心平气和

养生之道，贵在养心，心平气和，从容生活，心胸宽阔，知足常乐。
若要体健，消除杂念，年事越高，越要心宽。心静神安，老而不衰。
一日三笑，人生不老，一日三恼，不老也老。气粗财大，不如肚大，
房宽地宽，不如心宽。心情愉快，病减一半。心中愁闷，百病缠身。
笑口常开，青春常在，遇事不恼，长生不老。不气不愁，活到白头。
清心寡欲，主动放弃，养之以和，守之以一。学会放下，心无牵挂；
送人玫瑰，手留余香，帮助别人，快乐自己，己所不欲，勿施于人。

欲不可纵，纵欲成灾。财不可贪，贪则为祸。难得糊涂，吃亏是福，若要幸福，必先糊涂。荣辱不惊，成败不乱，自我超然，处事断然。得意淡然，失意泰然，随遇而安，顺其自然。烦恼之中，保持冷静，力戒愤怒，勿伤七情。怒必伤身，气血俱损，制怒良方，谦和忍让。小则不忍，必乱大谋。怒若攻面，面红耳赤，怒若攻胸，五脏俱炽。忍以静息，忍主乎闭，忍之再忍，百事宁息，无所不忍，容天纳地。药食皆补，不如神补。得神者昌，失神者亡。四海交朋，义气为重，加深情谊，和谐关系。经营生意，要讲和气，诚信第一，童叟无欺。位居高官，一身清廉，品德高尚，造福一方。

2. 合理饮食

每日清晨，饮杯（凉）开水；稀释血液，冲洗肠胃。食不过饱，七分为妙；水莫过少，足量为好。谷物为主，水果为辅；新鲜蔬菜，多吃一点。粗细皆有，可荤可素；多醋少盐，多苦少甜，调和五味，合理搭配；切勿过偏，过则为害。多种食物，营养互补；蒸煮煸炒，混合最好。苦味食品，可食可药。夏季多吃，有益降火。生吃大蒜，一日三瓣；防治疾病，防癌杀菌。酸碱平衡，防病御症，防止"四高"，切实有效。脂肪越多，寿命越短；若要康健，饮食清淡。贪吃贪睡，添病减岁。饥不暴食，渴不狂饮，暴饮暴食，危害身体；轻则致病，重则伤命。

3. 经常运动

运动健身，适合全民，经常运动，杂病不生。发汗排泄，促进代谢，吐故纳新，利于肺心。散步活动，活动筋骨，快慢适当，恰好有氧。雨中散步，更有益处，新鲜空气，自由呼吸。若有疾病，对症运动，直接作用，更有奇功。按摩保健，传统经验，疏通经络，运行气血。头宜常梳，齿宜常叩，腹宜常旋，耳宜常弹，目宜常运，肢宜常伸，脸宜常洗，肛宜常提，足宜常摩，胸宜常搓，鼻宜常揉，膝宜常扭，腰宜常摆，背宜常暖。运动轻重，量力而行。循序渐进，贵在有恒。

4. 生活规律

日常起居，生活规律，行住量力，宁慢勿急。一夜好睡，精神百倍，彻夜难眠，浑身疲倦。养树养根，养人养脚，天天烫脚，胜于吃药。要想长生，肠里常清，要想不死，肚不存屎。天行有常，常中有变，头背足肩，保持温暖。春不减衣，秋不加帽，冬不蒙首，春不露背。吃喝穿用，讲究卫生，饭前洗手，饭后漱口，指甲常剪，疾病不染。居住环境，力求安静。衣不图名，益体作定，保暖凉爽，美观大方。禁烟少酒，自律自守，切忌空谈，养成习惯。勤做体检，早知隐患，有病早治，无病早防，及时治疗，疗效最好。服用药物，遵照医嘱，决不滥服，免于中毒。家务活计，洗涮做饭，经常做点，也是锻炼。琴棋书画，养鸟种花，陶冶情操。博览群书，通今博古，天天用脑，精神不老。春秋季节，乍暖还寒，防寒保暖，勤换衣衫。夏至伏天，赤日炎炎，各种保健，降火为先。冬数九天，气候严寒，时时刻刻，注意保暖。横穿马路，小心慢走，左右观看，注意安全。

5. 科学吃水果

葡萄性平，其味甘酸，能补气血，可利小便。梨子味甘，其性微寒，清热生津，清肺平喘。苹果甘凉，水果之王，补中益气，清热化痰。橘为果王，其味甘酸，浑身是宝，好处万千，橘肉性温，理气消喘，橘皮味辛，祛痰消炎，橘络降压，疗效非凡。柿子苦涩，其性属寒，柿蒂止呃，柿霜消炎，泻痢便血，柿饼灵验。山楂酸甘，化食首选，提神醒脑，降压安眠，健脾和胃，效高价廉。红枣味甘，药用广泛，养血壮骨，安神止汗，补中益气，可疗心悬。西瓜多汁，其味甘甜，清热止渴，利尿通便，热症炎症，食之效显。酸甜平寒，性能不同，对症选食，大有作用。

三、适度饮食　身体健康
——专家的精辟见解

　　世界上万物都有自己的度数。度，就是规范、标准。物极必反，超过了，就会走向反面。饮食也有一个度数问题。适度则养生保健，延年益寿；无度则伤身致病，甚至短命。我国卫生部调查，有80%的疾病与饮食不当有关。营养专家指出，改变不良饮食习惯，60%~70%的癌症是可以预防的，心血管疾病的发病率可以大大下降。这充分说明适度饮食与身体健康关系极大。本文从养生保健、延年益寿的角度出发，根据专家的精辟见解和最新科学测验，结合自身饮食实践，对人们日常饮食中每天都要遇到的20种食物用量作了系统整理，供参考。

1.吃饭八分饱

食物是人生存的必需品，但不能吃得太好，不能吃得太饱。只有七八分饱才是科学的饮食，才能强身健体。民谚：人带三分饥和寒，岁岁保平安。吃饭少一口，活到九十九。古代医学家告诫：饮食有节，无使过之。食不可过饱，勿令简少。所食愈少，心愈明，年愈丰；所食愈多，心愈塞，年愈损。现代医学实验表明，一个人不限制饮食，经常大吃大喝，其寿命缩短10~15年。反之，如果每顿只吃八分饱，其寿命延长10~15年。专家一致认为"节食无疾""少食者长寿"。只要坚持吃饭八成饱，就可维持体内荷尔蒙的平衡，防止胰岛素、生长激素的上升；减少质脂过氧化程度和细胞死亡率；保持胃对食物的正常分解和消化；增加肠蠕动，促使排便通畅；使机体充满活力，减少疲劳感；使人头脑清醒，增强记忆力；提高睡眠质量，缩短睡眠时间。减缓四肢发冷、肩膀发硬发酸以及糖尿病、高血压等病的症状。世界著名长寿地区——日本冲绳岛长寿经验之一就是饭吃八成饱。诺贝尔奖的获得者波林说："适量的饮食，有好几种维生素可以帮助人们延缓衰老过程，平均延长寿命20年。"因此，吃饭七八分饱是一个很有效的保健养生、延年益寿措施。与此相反，饮食无度、长期饱食造成肥胖，可带来100余种疾病。实践已经证明，长期饱食等于慢性自杀，已经成为危害人们健康的主要杀手，保健养生者应引以为戒。

2.饮水要足量

水分占人体60%，是生命之泉。养生健身必须足量饮水，过多或过少都有害。所谓足量饮水，就是在正常情况下，一般成人每千克体重每天饮水22.5克，即一个体重70千克的人，每天饮水约需1600毫升，夏天和运动量较大的情况下要增加些，孕妇要增加些，儿童要减少些。如何衡量饮水，是否足量？最简便的方法是以尿量为准，每天只要能排出尿液1000毫升以上，就表明饮水是足量的。只有足量饮水才可产生强效的净化效果，稀释血液，畅通血液循环，增加肝脏排毒，降低血脂，防止脑血栓。对消化液分泌，食欲增加，胃肠蠕动，促进排便，保护前列腺等等都有很大作用。如果体内水分不足，会发生小便不利，大便秘结，食欲减退，头痛，心慌，肢体麻木，甚至偏瘫失语。缺水2%就感到口渴，缺水20%就会死亡。如果过量饮水又会导致细胞肿胀，引发水中毒，引发疾病。大医学家孙思邈说："渴饮过多则成疾癖。"

另外，值得注意的饮水方法，应当是多次少饮，早、晚1次，两餐中间各饮1次，每次饮水不可超过300毫升。

3. 吃粮 400 克

国家营养学会专家提出要"食物多样，谷类为主"。具体说，一个成人的每日粮食摄入量以400克左右为宜，最低不能少于300克。因为谷类食物主要成分是碳水化合物，是人体不可缺少的能量，并不得低于55%，是不可缺少的营养素，还有解毒和增强胃肠功能的作用。如果主食不足，热量就会从蛋白质和脂肪中转化，形成营养缺乏症，造成代谢紊乱。由于淀粉减少而葡萄糖供应不足，对大脑工作十分不利。

4. 大豆宜吃 50 克

大豆（含豆制品）含有人体必需的多种氨基酸（最少有五种抗癌物质）与卵磷脂等成分；营养价值很高，超过同等重量的鸡肉，是家庭日常的食补佳品。据分析，500克大豆的蛋白质含量分别相当于1000克瘦肉，1500克鸡蛋，600毫升牛奶的蛋白质含量。食用大豆除供给人体营养外，还含有丰富皂角苷，具有减肥作用，活血作用，降低胆固醇作用，能有效治疗便秘。现在，国家有关部门已经提出"大豆行动计划"。内容是一把蔬菜，一把豆，一个鸡蛋加点肉。

营养学会建议，中老年人每天吃50克大豆为宜，最少25克。但过量吃大豆有很大害处：①由于大豆蛋白可抑制铁的吸收90%，会出现缺铁性贫血。②大豆氨基酸在酶的作用下变为同型半胱氨酸，损坏血管内壁，促使血管硬化。

5. 豆浆不宜超 500 克

豆浆是一种非常有营养而且容易被人体100%吸收的保健食品，且价格低廉，老少皆宜。营养专家实验表明，豆浆同牛奶、人奶相比，豆浆所含蛋白质、维生素及人体不能合成的八种氨基酸，都高于人奶和牛奶，特别是不含胆固醇，脂肪含量也较牛奶及人奶低，特别适宜老年人饮用。还有减肥和活血作用。但豆浆喝多了容易导致蛋白质消化不良，腹胀等症状。因此，成人喝豆浆一次不宜超过500克，儿童一次不宜超过250克。

6. 放心吃鸡蛋

长期以来，有不少人认为鸡蛋的胆固醇含量高，会导致人们动脉硬化、冠心病、高血压以及脑中风，因而不吃鸡蛋。这是一个误区。

其实，鸡蛋中的卵磷脂能明显抑制胆固醇的吸收，有效预防动脉硬化。正常人不必为每天吃一两个鸡蛋而担心胆固醇增加。要知道所有动植物中鸡蛋营养素组合最合理，是各年龄段的人一种极为平衡的营养来源。

7. 肉吃一两好

肉食中含有九种丰富的氨基酸，它们可以保持血管柔软，较好地预防动脉硬化和脑中风，提高对传染性疾病的免疫力。但肉食中含蛋氨酸较高，在人体某些酶的催化下可形成一种致癌物"同型半胱氨酸，威胁人们健康。因此对肉食品不可多吃，也不能不吃。专家们认为，平均一天吃一两（50克）为宜。只吃素、不吃肉不但不能长寿，还会引起贫血、免疫力下降、骨折、浮肿等疾病。因为植物蛋白质中缺乏人体必需的氨基酸。医学调查表明：吃肉的人比不吃肉的寿命长。

8. 食油莫超 25 克

植物油是人体不可缺少的优质油。但植物油并非十全十美，它含有对人体有害的物质，长期摄入过多同样会引起高脂血症。植物油虽不是致癌物质，但使用不当有助于癌症发生。因此，专家提出，吃植物油应该限量，老年人每天不应超过25克为宜，包括动物油不应超过50克。

9. 饮奶 200 毫升

牛奶是公认的营养佳品。但过量喝牛奶对身体有害。原因之一，是牛奶中有酪蛋白，能生成半胱氨酸，这种分子容易沉积在血管壁上，使血管狭窄甚至阻塞，导致动脉硬化，诱发心血管疾病。原因之二，是牛奶中含有乳糖，在酶的作用下，乳糖分解为半乳糖，半乳糖在晶体内积蓄，影响晶体正常代谢，日久晶体发生变性，失去透光性，导致白内障。所以，一般正常人每人每天饮奶200~400毫升最好，最多500毫升。

10. 食盐宜6克

《本草》中说：盐壮力，祛烦热，明目镇心，清除胃中热结。现代医学认为，盐可以调节细胞和血液间的渗透压平衡及正常的水、钠、钾代谢作用，并可增强体力和食欲。在呕吐、腹泻、大汗后适当喝些淡盐水可防止体内微量元素缺乏或痉挛，消除头晕、恶心。然而过量食盐对人体有很大害处。中医说，"过食伤肾"、"腰膝酸软"。现代医学认为，过量食盐会使体内钠和氯离子人量增加，细胞内渗透压改变，加重肾脏负担，长期过食会引起动脉内钠离子和水分滞留，增加血管压力，导致血压升高。有资料显示，人每天摄入食盐超过6克，死于心脏病的危险增加50%，其他血管病的危险增加30%，其他疾病危险增加20%。因此，专家建议每日摄入食盐量应为6克以下。遇到特殊情况（大量出汗、腹泻、呕吐）可适当增加。

11. 绿茶好处多

茶的历史悠久，为当今世界三大饮料之一，可谓家庭必备饮品。喝茶对身体有很多好处：具有强心利尿、解毒杀菌，帮助消化，补充维生素等功能。并且溶解残留在体内污物，其抗衰老作用大于维生素E18倍。著名教授齐国力说："绿茶抗癌又护牙。绿茶含有茶素酚，它是抗癌的，在所有的饮料里，茶是第一的。绿茶含有氟，它不仅能坚固牙齿，还能消灭牙虫，消灭菌斑。茶本身含的茶甘宁，可提高血管柔性，使血管不易破裂。如果你每天喝4杯绿茶，癌细胞就不会分裂，而且即使分裂也要推迟到9年以上。"然而饮茶过浓会出现过度兴奋，心跳加快，尿频失眠，心血管疾病，引起便秘，骨质疏松。过多地饮茶会使机体水分增多，增加心脏负担，出现体内电解质紊乱，年老体弱者会引起心肺功能异常。

此外，还有四种情况不宜饮茶，即睡觉前，空腹，冷茶，隔夜茶。六种人不宜饮茶，即患有神经衰弱、失眠、缺铁钙、发烧、溃疡病、高血压等病症者。

12. 每周吃鱼两三次

鱼的脂肪中含有不饱和脂肪酸，具有降低胆固醇抗动脉硬化作用，对防止心血管疾病，增强记忆力，保护视力，消除炎症颇有益处。但新的研究证实，食鱼并非多多益善。因为鱼的脂肪中含有大量的二十碳五烯酸,它能抑制血小板凝聚作用。过量食鱼还会引起各种自发性出血,如脑溢血、皮肤紫癜症。不过每周至少可进食两三次。

13. 海带排污作用大

海带性寒、味咸,具有软坚散结,清热利水,祛脂降压的功能。有特殊的解毒润肠作用,最有利于人体各种污物的排除,对白血病有预防作用。但要注意,海带含有血尿酸,它被人体吸收后会在关节中形成尿结晶,加重关节炎症状,所以关节炎病要尽量少吃或者不吃。

14. 吃橘不宜超过三

橘子浑身都是宝。吃橘子可降低胆固醇,降低血压,防止动脉硬化、冠心病,提高肝脏解毒功能,降低因高血压引起的消化功能紊乱。但每天吃橘子不宜超过3个。过多吃橘子对口腔、牙齿都有害,特别是染黄皮肤。更加要注意不宜空腹吃,不要与牛奶同吃,因为影响消化和吸收。

15. 粉丝不宜长久吃

粉丝是人们爱吃的食品。但是,要知道粉丝中含有明矾液,明矾液中含有的铝是世界公认的污染物,它损害人体中枢神经功能,加快人体衰老,诱发痴呆症。因而,粉丝不宜长久吃。

16. 酒少饮 莫贪杯

酒有悠久的历史。少量饮酒,活血通络,有益身体健康。饮酒无度对身体贻害无穷,甚至命伤酒场。患有消化系统疾病、肝病、高血糖、高血压等疾病者最好不要饮酒。具体地说应当因人而异。一般少量饮酒应当是:按纯酒精计算,每千克体重每天饮酒1克不会影响身体健康。依此计算,健康人每天饮60克,折合白酒(65°)100克,啤酒2升,葡萄酒0.5千克。

17. 日摄蛋白质 40 克

蛋白质是构成机体细胞成分的主要营养素,是人体代谢活动不可缺少的物质基础,长期摄入不足,就会使心血管发病率上升,还可能引起食管癌、胃癌和肝癌。一般成人每天应摄入30~40克,最多70克。即每人每日每千克体重为1~1.5克,老年人为0.9~1.3克。但长期过量摄入,对人体也会造成危害,引起代谢紊乱,使人体老化,加快出现驼背,身体变矮,关节疼痛无力,牙齿松动,食欲下降,也容易发生骨质疏松、糖尿病、高血压等症。

18. 日摄纤维素10克

纤维素本身没什么营养，在人体内不产生热量。但它是人体不可缺少的重要物质，对健康有重要作用。它可以使体内的钾钠保持平衡，可促进新陈代谢，降血脂，预防胆结石；促进肠胃蠕动，帮助消化；减少热量摄入，控制肥胖发生；促进粪便排泄，缩短致癌物质与肠壁接触时间；延缓糖的吸收，减少糖尿病；可被大肠杆菌利用，合成多种纤维素。因此，每人每日需要摄入纤维素10克，相当于麦皮30克，红薯200克。但也不要过多，因为过多摄入可阻碍蛋白质和脂肪吸收，还可引起胀气，降低钙、铁及维生素的吸收。

自测方法：如果大便干燥，一两天不排便，或者量少于100克，就是膳食中缺少纤维素。

19. 日摄核酸1.5克

核酸是人体不可缺少的本源营养，比蛋白质更重要。它是细胞的核心物质，是遗传基因的本体，支配着蛋白质（酶）的合成，主宰着细胞新陈代谢，决定着每个细胞以至整个生命物体的健康状态。具有很多功能，保障人体能量供应，可抗氧化，提高免疫功能，调节营养平衡，改善微循环，增强记忆力，促进骨骼发育，延缓细胞衰老，延长人的寿命。人在25岁以后，自身核酸能力逐步下降，许多中老年人应补充外源核酸。富含核酸的食品是豆类、玉米、西红柿、海藻类食品。蔬菜含核酸也较多，绿色菜最多。肉类以瘦肉和动物肝脏最好。每人每天需要摄取核酸1~1.5克。

核酸创始人——美国富兰克为摄取核酸延缓衰老开出下列食谱：

（1）每天至少喝4杯水，喝1杯菜汁或果汁，吃1种海产品，吃1种蔬菜（胡萝卜、洋葱、芹菜、菠菜、蘑菇等）。

（2）每周吃1次或2次牛肉，1次动物肝脏，1次豆类蔬菜。

照此做法，3月见效，人要年轻许多。

20. 酸甜苦辣皆勿过量

（1）醋。醋的功能很多，增进食欲，促进消化，增强机体免疫作用。防止食盐过多，降低血压，强力杀菌，抑制有害细菌繁殖，几乎所有细菌在醋中放30分钟则不能生存。炒菜时放点醋有利于蔬菜中维生素的保护并促进肠胃吸收维生素C。但大量食醋则危害健康，《本草纲目》中说，醋多食损脏，损骨，亦损胃，不益男子，损人色……伤脾。实践中已经发现，大量食醋会灼伤、腐蚀食道黏膜及脾胃，容易引发慢性胃肠炎，引起消化功能紊乱、骨质缺钙，加重骨质疏松，导致骨折。严重者会引起酸中毒。

（2）甜。甜味食物入脾。可补充气血，有解除肌肉紧张和解毒功能。过食甜物则壅塞气机，引起血糖升高，增加血液中的胆固醇，导致动脉硬化，成为血管病的诱因。可引起人体钙和维生素E缺乏；可引起龋齿；损害大脑，易患脑溢血、脑血栓。

（3）苦。苦味入心，燥湿解暑，泻火通便，利尿健胃。并能增加肠胃蠕动，促进胃液分泌，增进食欲，并可抑制一些有害细菌的生长。但过食苦味食物会引起恶心，消化不良，大脑兴奋和失眠。尤其胃病患者不宜多吃。

（4）辣。辣味入肺，祛风散寒，舒筋活血；刺激肠胃蠕动，增加消化液分泌，促进食欲，促进血液循环和机体代谢。但是因为它有过强的刺激性，过食会刺激胃黏膜，诱发肺气过盛、肛裂、便秘、消化道溃疡、神经衰弱、皮肤病等，故不宜过多食用。

综上所述，五味与人体健康密切相关，不同滋味各有功能，是人体不可缺少的物质。但太过则不相宜，《内经》中指出："辣伤气、咸伤血、苦伤骨、酸伤筋。"并且伤害脏腑、器官。

21. 长期坚持　受益匪浅

笔者长期坚持适度饮食受益匪浅，再加上体育锻炼等措施，健康状况有了明显的好转。离休十多年，很少进医院，也没住过院，也没输过液，也没有因病卧床一天。每年体检结果，各项指标都在正常范围内。现在，腰不痛、腿不酸，食欲正常，精神愉快，深深感到适度饮食是强身健体的好方法。

四、健康长寿在于养生保健
——名人高寿的启迪

古今中外，长寿和短寿不同的主要原因是重视不重视养生保健。生活中伤身之事常有不少。古代老寿星彭祖曾说，伤身有七条："忧愁悲哀伤人，寒暖失常伤人，远思强记伤人，汲汲所愿伤人，阴阳不顺伤人。"医学家葛洪曾说，伤身十个方面："才不逮而困思之，伤也；汲汲所欲，伤也；不谈言笑，伤也；饱食即卧，伤也；挽弓引弩，伤也；沉醉呕吐，伤也；跳走喘乏，伤也；欢呼哭泣，伤也；阴阳不交，伤也。"因此，只有养生保健，远离伤身之习，才能健康长寿。

唐代杰出的医药学家、气功养生学家孙思邈，自幼体弱多病，屡造医门，汤药之资几近家产，立志学医，攻读医籍，注重养生保健，寿高101岁；72岁那年撰写了《千金要方》一书，100岁那年又著成《千金翼方》30卷。作诗万首的长寿诗人陆游曾历爱情悲剧，几度被罢官，回家过上清贫的农家生活。他乐观豁达、微笑迎逆境，活了85岁，且耳不聋、眼不花，还能上山打柴。著名经济学家马寅初，一度被指为"五毒俱全"的右派，点名批判，大字报满天飞，他一身正气有说有笑，荣辱不惊，活了百岁以上。爱国将军张学良，半生被软禁，他忍辱度日，坦然面对，也活到百岁以上。老一辈无产阶级革命家毛泽东日理万机，领导全国人民推翻三座大山，建立了新中国。他一生热爱运动，特别爱游泳，73岁时还横渡长江，寿高83岁。邓小平在中国政坛上三起三落，历经磨难，家庭成员也屡遭不幸，他乐观豁达，从不怨天尤人，始终保持乐观的心态，享年93岁，开创了中国改革开放的道路。老将军陈毅身经百战，戎马一生，他常对人说："我的养生之道就是走路。"

从上述实例明显看出，养生保健对他们历经艰苦环境，超时超量的工作，承受过度紧张的精神压力，自觉地调节自己的精神状态，保持情绪的稳定，提高自己对周围环境的适应能力，都起了非常重要的作用。

当今社会发展十分迅速，竞争激烈，劳累过度，伤身；新的环境污染，伤身；不合格食品，伤身；营养过剩，伤身；酗酒、熬夜等不良生活习惯，伤身。养生保健比过去任何时期更加重要。

五、科学养生　贵在有恒（上）
——体检指标无异常

我今年82岁，与同龄人相比，能吃、能走、能自理，体检各项指标都在正常范围内。在养生方面，有以下几点体会。

1. 看淡名利、看淡人生、看淡钱财。做官是一阵子，做人是一辈子，做官只是人生偶然的机会。往往是由平民而上，庶民而下。如果清廉出了问题，一切都是徒劳。人生活在这个世界上都是旅客，都是临时户口。最重要的是要珍惜自己，在人的一生中要尽量为人民办好事。人民赋予你的和你对社会的贡献是成正比的。要感恩父母、感恩社会、感恩党、感恩人民。多年来，我为家乡和工作过的地方的公益事业及难亲、难友、困难学子等资助了八九万元。自觉付出比索取要快乐得多。

2. 坚持锻炼、从不懈怠。20世纪50年代初我刚参加工作时，身体极度消瘦，右肺有阴影，心脏不好、神经衰弱，很难应付工作。从那时起，我每天坚持跑步、走路、做广播体操、练八段锦、按摩全身，受益匪浅。通过坚持不懈的锻炼，多年来所患的胃病、关节炎、舌炎、前列腺肥大、高血压、血糖不正常等各种疾病逐步减轻或消失了。深深体会到"无病不知有病苦，有病才知无病乐"。就这样风雨无阻、寒暑不止，一直坚持了半个多世纪。离休后，还给临汾、侯马老年大学，夕阳红公寓等单位传授过多次养生保健知识。

3. 以素为主、合理饮食。不挑食、不厌食、不暴食、不饱食。日常饮食粗粮、豆类、薯类占主食一半，青菜、豆腐、鸡蛋、牛奶合理搭配，适当吃点肉。每天吃青菜500克，各种水果300克以上。早晨起床饮水1杯，1袋牛奶放在晚上喝。全天饮水2500~3000毫升。

4. 不吸烟、不酗酒、不打麻将。按时食宿，适时有序锻炼已成为自己多年的习惯。不咳嗽、不气短，虽进入垂暮之年，每日生活没有疲乏感。

5. 读书、看报、写文章、参与各种社会活动。既活动了脑细胞，又增强了思维能力，动静结合，延缓衰老，早防痴呆。离休20年，出了5本书，写了200多篇文章，有数十篇在《山西老年》、《山西日报》、《临汾日报》等报纸杂志发表，增长了知识，陶冶了情操，做到了"老有所学、老有所为、老有所乐"。

六、科学养生 贵在有恒（下）
——我与疾病做斗争的实践体会

1. 饮水与健康。①早晨一杯水，洗涤胃和肠。清晨饮水可稀释血液，改善排便，清除污染，保持细胞的清新活力。②睡前一杯水，可以在睡眠8小时内，人体不至于缺少水分，可降低血黏度，避免心脑血管疾病的发生。研究表明，睡前饮水与不饮水的老年人，夜间血液稠度差异很大。所以老年人睡前饮杯水，能有效预防脑血栓的发生。③改变非渴不饮水的毛病，养成及时补充水分的习惯。

2. 揉腹是治疗慢性胃病好方法。唐代名医孙思邈说："摩腹上数百遍，则食易消，大益人，令人能饮食，无百病。"实践证明，摩腹可使腹部肌肉强健，促进血液循环。具体操作方法是：仰卧袒腹，使手触肚皮，徐徐而动，缓缓而行，用右手按顺时针方向揉腹100圈，然后再用左手逆时针方向揉腹100圈，根据病情可多可少。揉腹最佳时间是晚上睡觉前和起床前，但食饱和饥饿时不宜按摩。数十年的按摩使胃病彻底好了。

揉腹为什么要左转右转呢？因为人的肠子是在肚脐下盘旋。左右揉既可促进消化、加速排泄，又可排出胃肠内的气体。凡有胃肠病的都是肠

养生保健篇

胃黏膜弱化了。黏膜如弹棉花弓上的锯齿相互摩擦棉花绒就生产出来了。肠胃黏膜蠕动可帮助消化，揉肠是外因促内因的转化，只要坚持，肠胃可化铁石。

3. 提肛洗肛是自疗痔疮和肛窦炎的好方法。痔疮、肛窦炎同属肛肠病，疼痛、发痒、便血很困扰人。多年来动过手术，但不能根治，后阅读有关资料，介绍提肛可治疗此病。作法：每晚睡觉前用热水洗肛门和会阴部，之后提肛100次，早晨走路活动时再提30~50次。另外坚持平常多喝水，少吃辛辣食物。只要坚持1年，肛肠病可自愈。但是不能因为好了就不再坚持了，要一直坚持。

4. 腰痛、腿酸、膝关节痛的自我疗法。目前，患这种病的中老年人很多。20世纪80年代末，我的右腿外侧从上到下经常酸痛不已。拍片后确定为腰椎严重增生，椎间盘突出，腰部放射到腿部，神经疼痛。这个病也很难缠。烤过电、针灸过、让聋哑人按摩过，到洪洞也治疗过，但疗效甚微。尧都区二院的外科专家曹诚曾提出让我卧床休息3个月，我说我可没有这个耐心。若要卧床不动，还会引起其他病症。有个老同学是个骨科专家，他说什么药都不要吃，进行"三点五点"活动锻炼。只要持之以恒，一两年就会好的。所谓"三点"，就是躺在床上头部为一点，两臂为两点，所谓"五点"除上述三点外，再加上两腿为五点。活动方法是：仰面卧床，两肘抬起，两膝曲起，腰部使劲往上弓，一上一下进行锻炼。开始练时，有些吃力费劲，每次活动可由少到多，20、30、50到100下，量力而行，每天早晚2次，见效很快。做完这个运动，两脚站立，再做左右转腰活动100次，或前后弯腰数十次，效果极佳。经过如此锻炼，我这个病已好了七八年了。近年来找我的人不少，凡按以上操作的，能坚持下来的都有效。如果三天打鱼两天晒网的，那效果就等于零。

膝关节痛，1955年我在太原财经干校学习得下的，距今50年了。那时20多岁，非常悲观，浑身关节都煎熬酸困。膝关节特别难受，在30岁时，每年早穿、迟脱棉衣，还买过羊毛皮裤。这些措施效果都不大，这个病也很顽固，没想到近几年好了。办法是：一是每晚抬腿，左右各100次，二是左右腿后踢臀部50~100次，三是左右转腿100次，并每天坚持走路10余里。

5. 治疗便秘三法。便秘是大便秘结不畅，排便时间延长，非常痛苦。

去年在北京开会时，据卫生部专家介绍，梅兰芳等都是因便秘而亡故于厕所的。如何防治：①起床和入睡前，用右手顺时针方向绕肚脐摩腹5~10分钟，每分钟频率为80~100次，可促进排便。②每天吃300~500克煮熟的绿菜，不加各种调料，或吃些香蕉、果类。③早晨起床后排空小便，喝凉开水300~500毫升，洗涤胃肠，化解粪便。

6. 前列腺增生的自我保健。这也是老年男性普遍患的病。我在1989年就有这种病。症状表现：小腹难受，尿频且迟缓无力。氟哌酸、前列康、前列腺丸、男康等都吃过，不解决问题。医生提出要动手术，我谢绝了。医生又说，你不动手术，可得终生吃药。

经过学习摸索：

（1）绝对忌酒。

（2）防止受寒要保暖。

（3）不吃辛辣食物。

（4）不要憋尿。

（5）适度饮水。

（6）适当提肛。

（7）按摩小腹最为有效。肚脐3寸以下，有气海、关元、中极等穴位。按摩时左手压右手的食指、中指、无名指、小指，顺时针转100次，反过来再用右手压左手的各手指逆时针旋转100次。如此稍用力按摩500~1000次，就会有明显效果。即使病情得到控制，也要经常按摩，可减少按摩次数。

从1991年至今粒药未吃，小便正常，十多年访问过我的，并送给资料的本地和外地人在130人以上，都反映效果很好。

7. 天天练脖颈，预防颈椎病。颈椎病多发生在中老年人，不仅颈椎难受，还会使人头晕，麻木甚至放射到两臂或手指。

如何防治：

（1）头部运动。头部左右摇摆，头部下垂后仰，左歪右歪，左右前后运动。每个动作各做10~15次。

（2）捏捋脖颈：用左右手各捏脖颈左右侧50次，再用两手各捋脖颈两侧50次。用右手捋左侧，用左手捋右侧。可活血化瘀，疏通颈部经络，还可促进毛细血管扩张，改善血液和淋巴循环。

（3）前后左右伸缩脖颈运动：A.蜻蜓点水；B.老龙抬头；C.左顾右盼。以上三项各练15次，活动时动作要缓慢，不能操之过急。

8. 击首击颈，健脑长寿。这是日本长寿老人的秘诀。

具体操作方法是：

（1）用一只手半握拳形在额头轻击50~100次。

（2）还是用一只手在头顶（百会穴）轻击50~100次。

（3）然后用两只手的小鱼际（小指侧部似刀形），顺前脖颈轻击50~100次。

（4）最后用一只手的鱼际顺后脖颈轻击50~100次。这项活动对健脑壮颈，清醒头脑，增强记忆，延缓脑血管硬化有不可估量的作用。凡长寿老人都是头脑清楚，"糊涂虫"是不会活大年龄的。

9. 喝蒸面养胃健胃利长寿。这是90多岁的老父亲传授的一项简便易行的饮食知识。老父亲及我的家族和邻居都把喝蒸面作为一项传家瑰宝。父亲多次告诉我每天用开水泼上一二两蒸面，比喝两个鸡蛋营养价值都高。如何制作？很简单。在箅子上铺一块干净布，把白面放上一寸多厚，蒸上一个小时，或者更长一点时间就行了。蒸的时间越长味道越香。蒸熟后，倒在案板上晾干，把面块切开用擀面杖擀碎，储存在盆里。然后每天取一二两放在碗里，用开水冲搅后，泡馍吃可以，纯粹喝汤也可以。我和老伴喝时从未放过盐，而是放一包维维豆奶粉，用的是大洋瓷碗。喝蒸面从科学角度讲到底有什么好处呢？近几年《益寿文摘》曾介绍，喝面汤有利于保护胃黏膜，胃黏膜健康了，胃肠的蠕动功能好了，对于促进消化很有好处。多年来实践体会到：一是喝了蒸面胃舒服；二是能多喝水不上火；三是特别是早晨有这一大碗蒸面汤在血液里作"燃料"一天精神饱满有劲头。

总之，老年人受病痛折磨的严酷的现实表明，如果平时不注重自我保健，结果必将是痛苦的晚年。所以说健康长寿无捷径可走。（陈健民）

七、保健养生　以"勤"为贵

——日常生活中的好习惯

健康是人生最宝贵的财富。保健养生有很多方法，各有独特作用，都可以益寿延年。但必须以"勤"为贵，且持之以恒。勤劳是美德，是益寿延年的支柱，是健康的发动机和加油站。19世纪法国著名医生戈朗特指出："世界上没有一个懒人可以长寿，凡是长寿的人一生总是积极活动的。"美国一项调查研究称，世界上最忙碌最紧张的名人们，通常要比普通人的寿命高出29%。失业率每增加1%，死亡率就增加2%。这些无不说明一点，勤奋有益健康。

"勤"是一个很广泛的行为。就保健养生而言，下面六个方面是不可缺少的。

1. 勤检查　早防治

人体有些疾病在早期没有任何症状，也没有不舒服的感觉，但对人体却有很大的危害。临床实践已经告戒人们，隐形肺病在透视、拍片中均不会异常；隐形冠心病，半数以上的没有症状；隐形肾病可隐匿20~30年。高血压、高血脂、高血糖等病在早期都没有感觉。但是，一旦发现较迟就会增加治疗困难，甚至难以治愈。因此，勤检查身体是早期发现疾病的首要措施。山西省肿瘤医院防癌从体检开始的经验，很有推广价值。该院近两年来为本院1300名职工进行正常体检，发现早期肿瘤10余人，经过及时治疗，全都痊愈，且重新走上工作岗位。笔者曾患高血压、高血脂、高血糖、白内障、前列腺增生、颈椎增生等症，由于都是早期发现很快治愈或得到控制。除了服用一种降脂药物外，其余均采用食疗、按摩、运动等简易方法治愈，已过20年未复发。实践证明只有勤体检（每年最少1次）才能及早发现疾病，才能很快治愈。否则就失去治疗机会，贻害无穷。民谚"小洞不补，大洞难堵"。

2. 勤开窗户　多换空气

空气是生命的一大要素。空气中负氧离子的多少与人的健康关系极大。负氧离子越多人体精力越旺，越少则精力越小。如果每立方厘米空气中含有的负氧离子少于25个时，人就要发生头晕、呕吐等症状。一般居室内外空气中每立方厘米含有的负氧离子多少差别很大，室内只有40个左右，室外则有400个左右。因此，为了增加空气中负氧离子含量就必须勤开窗户、多换空气，避免病毒侵袭人体。最有效的办法是在室内安装负氧离子发生器，使其产生自然洁净的负氧离子成分高的空气，使人精力充沛。另据测定：在门窗紧闭、空气污浊的环境里，每立方米空气中所含的细菌数高达数万个，开窗通气（15分钟）后细菌数就剩数千个了。也说明勤开窗户通风换气有利于健康。

3. 勤变食谱　平衡营养

《黄帝内经》指出："五谷为养，五果为助，五菜为充，气味合而食之，以补精益气。"这说明食物必须多样化才能营养平衡。

现代营养学家告诫人们：要满足人体营养需要，就得42种食品72种营养素，且有一定比例，不能过多也不能过少。在实际生活中，一般情况下，一个人在一天时间里难以吃到42种食品，一种或少数食品不可能含有72种营养素，更不可能有恰当的比例。为了平衡营养就必须勤变食谱，食物多样化，合理搭配，荤素搭配，粗细搭配，颜色搭配，不同季节，不同的人用不同的烹调方法。想吃什么就吃什么，好的不多吃，不好的也不少吃。切记古代名医的告诫："所好之物不可偏耽，耽则伤身致病；所恶这物不全弃，弃则脏气不均。"

在当前人们生活普遍提高的情况下，应当特别注重酸性食物和碱性食物合理搭配比例——2：8，做到有意识地限制脂肪摄入量，少吃肥肉和大油，多吃含不饱和脂肪酸的鱼类和植物油、豆制品；少吃甜食，多吃新鲜瓜果蔬菜，保证有足够的维生素和植物纤维。

4. 勤交朋友　经常乐观

古罗马有句谚语"多一个朋友，就多十年寿命"。有专家测试，广泛开展社会活动可以多活十年。每周跟亲朋好友聚会一次，可以多活4.5年。广泛交往可以提供大量信息，每次信息都会给人体一次刺激，以调节人体免疫力；广泛交往可以更多地相互学习增长知识，扩大视野，开阔心胸，解除疑问，消除苦闷，排泄情绪，减少压抑；同玩同乐，得到友谊，温暖和真诚，消除寂寞。

5. 勤读书　多思考

"用则进，废则退"是普遍规律。勤读书、多动脑可以促进大脑神经及感官信息的活跃，好书闪烁着人类的智慧和才华。一本书就是一剂良药。书中自有长寿路。读书学习就是一种思想体操。经常读书不仅能增长知识、启迪智慧，而且能加强思维锻炼，保持思维活力，接受新事物、新观念、跟上时代步伐，净化心灵，解除烦恼，调节情绪，增强免疫力。古今中外许多名家、伟人对此都有精辟见解：汉刘向曾云："书犹药也，善读之可医愚。"北宋欧阳修感叹："至哉天下乐，终日在书案。"王安石说："开篇喜有得，一读寥沉疴。"南宋陆游认为；"病须书卷作良医。"明代钱琦说："独有书可医胸中俗气。"

英国思想家培根说："阅读使人充实。"美国作家爱默生说："书能使受益者逢凶化吉。"高尔基认为："书籍使我变成了一个幸福的人。"科学家认为："脑强必多寿。"有过一项实验，将73位平均年龄在81岁以上的老人分成3组：3年后，勤于思考组的老人都健在；思维迟钝组死亡12.5%；而受人监督组有37.5%的人，已经死亡。还有调查，勤于思考的人可延寿4.6年。自古以来杰出人物高寿多，国外有人统计：16世纪以后400多位杰出人物平均69岁，比当时平均寿命高30岁。读书人以79岁居于首位。生理学家巴甫洛夫87岁，大发明家牛顿85岁，都高于当时平均寿命40岁。我国秦汉以来13088名著名知识分子平均寿命65.18岁，远远超过其他职业人平均寿命。毛泽东83岁，郭沫若86岁，齐白石93岁，都高于当时平均寿命。唐代药王孙思邈70岁时著《千金要方》，100岁时又著书《千金翼方》；近代作家巴金100岁时著书《再思录》。事实说明勤读书、多思考有益长寿。

6. 勤活动　多锻炼

我国古人说："流水不腐，户枢不蠹。""养生之道，常欲小劳。"18世纪戈尔泰说："生命在于运动。"法国名医蒂索说："运动就其功能来说可以代替一切药物，但世界上一切药物都不能代替运动。"我国对100名寿星进行了调查，他们有个共同的特点，就是热爱劳动，常年坚持劳动和锻炼，世界卫生组织将运动列为健康四大基石之一。科学家对1000多位90岁以上的长寿老人调查发现，在这些老人中，体力劳动者占95%以上。近来，各地报载大量调查和测试资料，更生动地说明勤活动、多锻炼确实是健康长寿之宝。

八、百岁姨母等亲朋的长寿经验

——从孤儿寡母到五世同堂

我有数位亲朋健康高寿，在他们居住的村庄（小区）都是最寿高者。姨母刘春花100岁，身材清瘦，目光明亮，语言清楚，面色红润，面部没有很深的皱纹，老年斑浅显稀少，思维清楚，多年未见的熟人，还能记得他的年龄。二姐蔡香莲89岁，一生无病，不吃药，不打针，腰不痛，腿不酸，家务活完全自理；视力好，能穿针引线，扎花绣叶纳鞋垫，蹬缝纫机缝补衣服。姐夫任伊杰87岁，能骑自行车赶集上会、购物、看大戏。堂兄蔡全仁84岁，为企业管钱管物，每天坚持上八小时班。亲家翁王如溪84岁，保持流利的笔法，写出条理清晰的文章，自幼擅长写作，现依然毫不减色。学兄陈健民勤动脑，善保健，82岁时体检各项指标无一项异常；学兄段富管84岁，心平气和，打太极，练书法，挑水担炭烧炉子，料理家务活计。老领导贾坤南离休不离岗，写军史29年，89岁时还主办了家乡——清河镇抗战革命史展览馆。大凡看到他们的人，都有敬慕之心，更要了解其健康长寿经验，笔者亲临现场，深感有以下几点，值得学习。

1. 善待困难　战胜困难

人生三大难——少年丧父母、中年丧夫（妻）、老年丧子女，我的高龄亲人几乎全占了。姨母刘春花22岁丧夫，陷入绝境。她不畏困难，常怀"有苗子不愁长"的远大信念，怀抱3岁婴儿，吃糠咽菜过日子，在亲邻的帮助下，含辛茹苦，供儿子上学读书，送入革命道路，又为儿子料理家务，抚育7个孙子、玄孙，现在是五世同堂的大家庭。姐夫张志刚80岁左右时，先是长子高位截肢，后遇次子伤命，不久老伴忧郁患病，不能自理；尤其是丧失政治生命，更让人痛心万分。他本人在抗日战争最困难时期，忧国忧民，参加八路军，白晋战役中负伤致残后，转入地方做地下工作，拼死拼活，深入敌军（国民党30旅部）购买枪弹，夜渡汾河，送往老区（据《临西县史略》记）。然而，英雄事绩，五十多年石沉大海，无人知晓，直到20世纪80年代才重见天日，享受到应有待遇。亲家翁新中国成立前英俊青年，满腔热血，参加革命，抗美援朝，浴血沙场，没想到一阵"左倾风"，就将他打入农村"劳改"，20年后才平反昭雪，恢复了一切待遇。在蒙冤的时期，他们对党的信念始终不动摇，都是善待困难，不怨天，不怨地，不悲观失望，积极应对，以平和的心态，克服了一个又一个困难，渡过了"山重水复疑无路"迎来了"柳暗花明又一村"。

2. 大肚能忍　百灾皆消

俗话说"忍得一时之气，免得百日之灾"。"能忍寿亦永"。二姐高寿验证了这一条道理。她一生肚量很大，时时处处忍让别人，从来不生闲气。她的婆婆聪明能干，是典型的封建家长，说一不二，对娘家爸有意见，还是"至死不见面"。二姐对她一直是唯命是从，有不同意见，只是婉言相劝，从不顶撞，始终保持了良好的婆媳关系。二姐母亲过世早，留下个弱智大姐，一生穿衣服穿鞋全靠她供给，有时也难免发点牢骚，但活计一点也没少做，经常关心弱智大姐，临终她尚守在床前。二姐家是五世同堂，十多个小家庭，30多个儿孙，难免有点不孝言行，但她向来不计较，只说一句话："随他去吧。"再不过问了。至于夫妻、邻居、妯娌、姑嫂之间相互关系更是和睦，关心体贴，不争不闹。她就是无所不忍，用容忍换得来健康。正如百忍歌云："不忍百福皆雪消，一忍万祸皆灰尽。"古籍记载：唐朝张公活到一百多岁，长寿经验就是一个"忍"字。《张公百忍全书》记载了他一生忍让事迹。古人云："能忍寿亦永。"看来学会容忍是一种健康长寿之道。

3. 读书写作　延年益寿

我的老领导贾坤南89岁，他的养生经验就是手脑并用。他离休前接受了中央军委的山西军史联络员工作，30多年来，多次上北京跑武汉，踏遍了十几个省市的城市乡村山山沟沟，访问调查取得大量翔实资料，完成了编著200余万字的巨著任务（《汾南子弟兵》、《212旅战斗史》等），今年又为当地举办军史展览，以教育下一代。学兄陈健民，离休后，他离而不休，选择自己乐意的事去做，天天看报、读书、不断地针对改革新形势新问题调查研究，被不少单位邀请作保健养生报告或新形势报告。写文章200余篇，著书5本，被报刊选用数十篇，其中《健康之路就在脚下》被评为国际优秀论文。由于读书写作，使他视野开阔、思维敏锐，善于化解矛盾，保持心理平衡，促进身心健康，正如古人云："养心莫如静心，静心莫如读书。""书犹药也，既有医愚益心之效，又有祛病健身之功。"

4.劳则不衰　动则延年

我的高龄亲人都是劳动家庭出身，多数是一生劳动，日出而作，日落而息，下雨天还干点编织杂活，一天也不肯闲着。姐夫张志刚青年时期当交通员，经常日行百里多，自幼练就了良好的"腿功"。晚年也不闲着，每天捡柴草，拾炭块，自给有余，有时全年不买一点燃料。一生不骑车，十里八里走亲访友，往返皆步行。姐夫任伊杰开荒种地，收入的粮食、蔬菜自给有余；生活自理，与儿女分居。长期不懈地劳动，为他们带来许多好处。消耗了大量脂肪，让他们不胖不瘦，预防了心脑血管疾病的发生；增强肠胃蠕动，促进消化功能，增加营养吸收，没有便秘，也没有胃肠病；调节全身各系统功能，免疫力较高，很少感冒，偶尔感冒，通过劳动和食疗解表发汗就可痊愈；吃得香，睡得甜，不失眠，每天都能睡眠10小时以上，劳动的疲劳会得到迅速恢复。劳动、运动是全世界百岁寿星的共同点。法国名医蒂索说："运动就其作用来说，几乎可以代替任何药物，但是世界上的一切药物都不能代替运动的作用。"在我亲朋身上都得到了验证。

5.节制饮食　量出为入

亲朋的家乡有一条传统习惯，农忙时吃三顿饭（晚饭俗称——喝汤，即以稀饭为主），农闲吃两顿饭（不吃晚饭）。他们一生就是如此。其独特之处是：不吸烟，少饮酒，不暴饮暴食，更不是大鱼大肉每天吃。而是多醋少盐味清淡，青菜萝卜保平安，粗粮细粮巧搭配，饭只食七八分饱。既有足够的营养成分，亦不加重胃肠负担。至今，他们没有一个患胃肠病的。也验证了"节食无疾"、"限食者长寿"理论的正确。

八、肠胃要健康　七分靠保养

——"老胃病"甩掉了药瓶子

　　我今年83岁,近20多年里肠胃健康,从未服用一粒肠胃病药物,偶有不适,喝几口盐开水、按摩一阵就没事了。是天生健康吗,不是。过去大半生,是个老胃病,有时胃持续剧痛十几个小时,药物经常不离身,曾住院两次,几乎动了手术。离休后,学习了一点保健知识,自编一套"三要五防肠胃保健法",天天保健,坚持一年多,彻底甩掉了药瓶子、针管子,至今20多年,再未吃药打针。具体方法如下:

1. 要心理平衡

　　肠胃病与心理情绪息息相关。古人云:食后不可便怒,怒则食积;怒后不可便食,食则不化。俗话说,"心宽体壮"。又说,"一口气憋死人"。简单两句话从正反两方面说明了心理平衡对健康的重要性。心情不好,吃饭就不香,就要出现胃满胃胀甚至腹泻,影响胃肠消化吸收功能,引起消化不良;心情愉快,胃液分泌增多,胃壁肌肉增强,消化吸收能力就强;悲观失望时胃黏膜血管收缩,胃分泌就减少;长期情绪不良胃黏膜脆性增加,胃酸浓度增加,易发生胃黏膜糜烂溃疡。因此,要想肠胃好就要心情愉快,情绪乐观,尽量避免焦虑、恐惧、忧伤等不良情绪的刺激。

　　怎样保持心情愉快呢? 每个人都有不同的方法,我的体会是:知足常乐,自得其乐,苦中作乐,苦中求乐,烦中求乐,书中求乐;在日常生活中做到随遇而安、顺其自然,特别是在逆境中要保持乐观情绪,泰然处之。

2. 要经常运动

　　运动是强身健体最好的方法。肠胃要健康还是要靠运动。只有运动才能促进胃肠蠕动,增加胃液分泌,促使食物消化和吸收,有利于体内废物及时排出,减少废物在体内停留时间,减少中毒机会,提高抗病能力。多年来我坚持两点做法:一是每日行走万步,使腹部肌肉有节奏地前后收缩，使横膈肌上下运动；二是每日早晚手摩肋与腹。摩肋以刺激肝脾区，促进血液循环，改善组织营养，起到保肝护脾作用，增强肝脾功能；摩腹可调整阴阳气血改善脏腑功能，活血通络，疏通经脉，活血化瘀，增强胃肠功能，防治食积痞满、便秘等疾病。

3. 要适度饮食

适度饮食对肠胃健康与否关系极大。民谚"若要肠胃好，吃饭八分饱"，"少吃多滋味，多吃伤脾胃"，"一顿吃伤，十顿喝汤"。《内经·素问》中说："饮食自倍，肠胃乃伤。"清代养生学家石成金《长生秘诀》中说："食宜少些，数种少，晚餐少，黏硬之物少，荤腥油腻之物少，厚味香燥之物少，酒宜少。"现代医学研究，少吃不仅可以减少肠胃负担，使胃在不超过处理范围内进行分解消化，加速肠内代谢物排泄，更为重要的是还可以激发人体潜能，减少细胞死亡率。由此得出"节食无疾，少食能长寿"的结论。按照医学家告诫，我在日常饮食中坚持两条原则：一是不偏食不超量。不要吃得太好，不要吃得太饱，什么也吃，吃什么也不要超量。二是以消定进，量出为入。肠胃消化功能强、排泄功能好就多吃点，功能弱就少吃点，不能硬塞。吃酸性食物时，切记必须同时吃碱性食物，力争做到酸碱平衡。吃黏硬油腻之物，不可缺少助消化之物，经常保持肠胃处于轻松状态。

4. 要常咽唾液

唾液是人体药材，既可防病又可治病，有很多保健功能。素有"金浆、玉液、甘露、津液、神水、人参果"之美称。大医学家李时珍称："唾液有明目退翳，消肿之功。"现代医学分析：唾液中的溶菌酶、免疫球蛋白有杀菌作用，可以消除口腔中食物残渣引起的疾病以及某些致癌物的毒性；唾液中含有多种氨基酸和酶，能调和荷尔蒙分秘，增强胃肠功能；唾液中含有黏蛋白可中和胃酸，缓和胃液酸度，保护胃壁，防治溃疡病。多年来，我坚持每天叩齿，舐齿、赤龙搅海等方法，增加唾液，分三次吞咽，对胃肠保健有很大作用。

5. 要防止冰箱病

冰箱是家庭储存饮食的好帮手，但使用不当会使人体受害，引起胃肠功能下降、胃痛、腹泻以及动脉痉挛和心肌梗死等疾病。我们家常用以下方法防治：①从冰箱内取出的食物，在常温条件下存放一定时间（约15~20分钟），才可食用。②生、熟食物分别存放。③存放食品时间不宜过长，肉食品最多存放2天，以防变质。④每月将冰箱进行1次消毒。⑤冰箱温度不宜过高，以0~10度为宜，过高易使细菌繁殖生长。

6. 要防止药物刺激

民谚"是药三分毒"。科学分析：药物有二重性，可以治病强身，也可以致病害命。权威部门告诫：药害已成为威胁人类健康的第五大杀手。现在已知可以引起不良反应的药物有243种，中药制剂223种；每年因用药不良反应住院210万人。临床资料显示：30%的胃肠病是由药物刺激造成的。编者耳闻目睹亲身体验，药害大似灾难。大凡激素类、抗菌类、消炎类、镇痛类药物对胃肠都有刺激。服用甲硝唑导致不思饮食、呕吐；服用布洛芬导致腹胀、腹痛；服用阿司匹林导致眼底出血；如此等等数不胜数，无不触目惊心。为了保养胃肠，尽量不服药、少服药，特别是刺激性较大的药物。或改用小剂量、注射液，或同时服用保护肠胃的药物。（除非无奈）最好不服用刺激性药物，或者采用小剂量，以减少刺激。最好向医生说明病情，以免误服。

7. 要防止病从口入

饮食与胃肠有直接关系，故要清洁卫生，滴水粒食不洁，都可能导致大祸。轻者肠鸣腹泻不舒适，重则发炎、脱水，甚至中毒亡命。为了防止病从口入，饭前便后必须洗手，要坚持：不吃腐烂食物，不吃来历不明的野菜，不吃过期食品，不吃未经清洗干净的生菜、水果，不到地摊餐饮，不用病人餐具，不吃未经检疫的肉品，不喝生水、老水、蒸锅水。

8. 要常喝凉开水

俗谚："白水治百病"。白开水（凉至20℃左右）比白水更好，所含氯气比自然水减少了一半；其物理活性（张力、密度和生物活性）都接近血液和组织细胞，被以最快速度吸收；激活人体细胞，增加红细胞，改善免疫功能。还可以刺激肠胃蠕动，促进排便，清理肠胃中的残留废物，对胃肠起洗涤作用。坚持20年，深感效果良好。

十、饮食相宜人方健
——中国饮食面面观

饮食能养身治病，亦能伤身致病。正如医圣张仲景所说："若得相宜则益体，害则成疾。"因此，我们必须合理配膳，讲究烹饪，食饮相宜，调养脾胃，还须有良好的饮食习惯。为此需要注意：

博食 现代营养学要求人们博取食物，混合饮食，营养互补。我国医学历来就认为，食物有、热、寒、凉、平、咸、酸、苦、甘以及补、泻（散解）等气（性）味之分，只有从各种食物中获得平衡而足够的各种养分，才可以满足人体的多方面需要。

配食 即对饮食合理调配。按规矩，循准绳，无过偏。应当注意，主粮与杂粮的搭配、荤食与素食的搭配、寒性食物与热性食物的搭配、五味的恰当搭配，达到营养平衡。注意烹调方法，提高营养价值，防止增加有害物。把握"五谷为养，五果为助，五畜为益，五菜为充，气味合而服之，以补精益气"原则。

熟食 以熟食为主，是我国人民历来的饮食习惯。高温熟食，可以杀菌消毒，利于消化吸收。熟食还可以增进美味，祛除恶味，经过高温处理，一部分不利于人体的成分经过分解化合，有的挥发掉了，有的转化成另一种无害成分，同时食物内部的有效营养成分释放出来，因而适口可食，利于营养卫生。生食则不然，现今除部分水果可以生食外，其他食物需熟食，否则将危及人的健康。我国烹饪强调"断生"、"断红"这是对人有益的。

热食 注意热食，同中医饮食保健有关。中医认为：人之热腹不宜承受过多的冷食，让热脏腑去暖冷食，于人体无益。即使盛夏也不主张冷饮。还认为：热食（不是烫食）一般无害人之危。而冷食则不然，常常有害于人的健康，甚至加重病情（如肝胃炎症发作时，不宜食生冷食物）；严重者可能导致某种危险, 例如负伤流血过多干渴时饮冷水, 极易发生血栓甚致死忘。

节食 中国古代医书(《黄帝内经·素问》)提出"饮食有节"、"无使过之"的观点。节食主要是指数量而言, 要求控制饮食数量, 以不过为宜。关于"节食"的论述, 古代有很多精辟的见解。如"食无求饱"、"不欲过饥, 饥则败气。食戒过多, 勿极渴而饮, 饮戒过深"等。

时食 古人主张先饥而食, 先渴而饮, 关键是"适时"。也就是说, 不要等到十分饥渴时才饮食, 讲究饮食要定时、定量, 否则会引致疾病的发生。如果饮食缺乏时间性, 像有的人"零食不离口", 必然会使胃不断受纳致消化功能失常, 出现食欲减退和胃肠疾病。另外, 饮食、配膳、调味也要讲究时令, 这是我国四季分明的饮食特点。

医食 所谓医食, 就是利用食物预防和治疗疾病, 即"饮食疗法"。《本草经集注》中曾将"果菜米食"列为药物的一个种类专门加以论述。至于吃什么食物治什么病, 什么食物预防什么病, 什么食物利于人体的哪一部分, 什么 食物有禁忌; 以及相反, 什么样的人有什么禁忌, 什么时间有什么禁忌, 我国古代不少医书早有记载, 可以借鉴。(摘自《中医药报》)

十一、一年四季吃不同

春

春天万物复苏, 阳气回升, 气候由寒变暖, 饮食也应像穿衣一样即时调整。一冬的内热积滞, 应当随之清除。饮食上不但不再补, 反而应当清散。这时, 应时蔬菜唱主角。例如菠菜、豆腐、春笋、茭白、芹菜、青豆, 是不可缺少的。再适当配蚕豆、蛋类, 营养均衡。

夏

夏季酷暑炎热, 出汗多, 消耗热能多, 饮食营养宜清热解暑, 益气生津，味略带苦。夏季，黄瓜、西红柿、冬瓜、丝瓜、苦瓜、豆角应有尽有。多种病症和体虚正是调养的好季节。可以选择苦瓜炒鸭片，洋葱烩豆腐，冬瓜炖雏鸡，香菜拌果仁，这样搭配，有清内热之功，合温中之益，相辅相成，即清淡爽口，又滋脾开胃。

秋

秋季天高气爽，风干物燥，万物收敛，既要干凉润湿，更要抓住时机温补滋阴。这季节，时令蔬菜以萝卜、豆角、山药、菜花、白菜、百合、鲜藕为主。再加上秋天各种水果丰盈登场更给餐桌增加无穷的滋味。这时，许多根菜可以做成可口的小吃。例如萝卜，不仅能拌能炒，还能做汤，萝卜吃好，胜过医药。

冬

冬季是补益季节，按照人与天地相适应的气象医道，冬季寒冷，老人有胃寒气虚，火力不支等症者，最好以进食具有敛涩功能的食品为好。如羊肉益气补虚，适当吃些胡萝卜炖羊肉，既可以达到补气功效，又能尽可能摄入胡萝卜素。山药可健脾养胃，做汤常用山药，肠胃保暖舒适。（摘自《黄山松》老石）

十二、养生应避十八伤

养生者应知十八伤并尽量避免。

1. 久视伤精。眼目得血能视，精由血化，故久视伤精。

2. 久听伤神。神滋于肾，肾开窍于耳，故久听伤神。

3. 久卧伤气。卧时开口散气，合口壅气，故伤气。《混元经》云：睡则气滞于百节（觉与阳合，寝与阴合，觉多则魄强，寝久则魂壮，魄强者生之人，魂壮者死之徒也）。

4. 久坐伤脉。脉空运动，久坐则不舒展，血流变缓，故伤脉。

5. 久行伤筋。行以筋力为用，故久行伤筋。

6. 暴怒伤肝。肝属木，怒如暴风动摇，故伤肝。又肝主血，肝伤则血不荣。

7. 思虑伤脾。人在思虑时，劳于脾，太过则脾倦，故伤脾。

8. 忧极伤心。心属火，于味主苦，忧则苦甚，故伤心。

9. 过悲伤肺。肺属金，主声音，悲苦久则声哑，故伤肺。

10. 久立伤骨。立以骨为用（支撑全身的重量），故立久伤骨。

11. 过饱伤胃。饮食有节符合养生之道，饮食过饱时，运化难消，故伤胃。

12. 多恐伤肾。肾属水，在五行中的"五色"属黑，人若过度惊恐则面黑，故伤肾。

13. 多笑伤腰。笑的好处很多，但因笑时必身转牵腰动，故大笑不止则伤腰。

14. 多言伤液。言多则口干舌苦，故伤液。又道家讲"少言语气全"，多言亦伤气。

15. 多唾伤津。津生于华池，散为润泽，灌溉百脉，唾则损失，故伤津。《训典》说：津不吐，有则含以咽之，使之精气留而自光。

16. 多汗伤阳。汗多亡阳，阳气随汗出，故伤阳，且可导致阴阳失调而得痿症。

17. 多泪伤血。血藏于肝，肝开窍于目，哭泣多则肝损。

18. 多交伤血。人之阳性物质，百脉贯通，及欲火动而行事，摄一身血髓至命门，化精以泄。中老年人不知"藏精保元"（节欲）之益，至骨髓枯竭，其阳无寄，如鱼之失水，必至疾病缠身，过度者则招致短命夭亡。（摘自《现代养生》刘彦骅）

十三、药酒保健与防治疾病

药酒文化是祖国医学中的宝贵遗产，是防病治病、滋补保健的重要手段，包含酒和药物的双重功效，酒在很大程度上能提高药效，相得益彰。

本文从《中国中医药报》《上海中医药报》《民族医药报》等多种权威报刊中收集到五十多种药酒的配方、制作、服用方法及功效。大概可分为四类：即内服补益药酒、风湿药酒、跌打药酒和外用药酒。补益药酒主要有补气补血、温阳散寒、补肾强腰等功效，既可治病防病，又可调补身体，久服可延年益寿，是药酒中的重要品种。外用药酒四季可用，可补充内服药力之不足，具有简易、安全、方便、见效快的特点。各种药酒皆有独特疗效，现分别叙述，供参考。

1. 西洋参酒

西洋参40克，白酒1000克，将西洋参切成薄片，与白酒密封浸泡10天即成。每日饮1~2次，每次15~20毫升。具有滋补阴气，提神益精等功效。

2. 枸杞酒

枸杞子120克，白酒1000克。将枸杞子洗净晒干，与白酒共置于容器内，密封浸泡10天以上服用。每日饮2次，每次10~20毫升。具有明目清火等功效。

3. 枸杞生地酒

枸杞子250克，生地300克。冷浸法制之。早晚空腹各服1次。可填精益肾，滋阴，养肝明目。主治：阳痿遗精，烦热头晕，腰膝酸软，视物模糊。

4. 杜仲酒

杜仲50克，丹参50克，川芎30克，白酒1000克。将杜仲等药切成块状与白酒密封浸泡20天，用纱布滤清后饮用。每日饮2次，每次15~20毫升。具有活血化瘀，强壮机体作用。

5. 宁心酒

桂圆肉100克，桂花24克，白糖48克，白酒1000克，药物入容器，注入白酒，密封浸泡10天后服用。每日2次，每次20~30毫升。具有宁心安神功能。

6. 胡桃酒

胡桃仁20克，杜仲、补骨脂各60克，小茴香20克，白酒1000克。将药物切成小块，注入白酒，密封浸泡15天即成。每日2次，每次20~30毫升。具有温阳补肾固精的功能。

7. 鹿茸酒

鹿茸30~40克，白酒1000克，密封浸泡2周后取酒饮用。每日2次，每次15~20毫升。具有补阳益肾，强筋健骨的功效。

8. 十全大补酒

当归、白芍、熟地、党参、白术、川芎、茯苓、黄芪各60克，甘草、肉桂各30克，白酒1000克，将各药切碎浸泡于白酒中，7日后过滤饮用。日服2次，每次10毫升。具有补气等功效。

9. 六神酒

麦冬60克，生地黄150克，杏仁80克，枸杞子150克，人参60克，白茯苓60克。诸药同入白酒5000毫升中，密封浸泡10天后服用。日服2次，每次20~30毫升。具有补髓填精，益气养血等功效。

10. 五子酒

覆盆子、菟丝子、楮实子、金樱子、枸杞子各60克，将诸药共入3000毫升白酒中，密封浸泡15天后饮用。日服2次，每次10~20毫升。具有补益肝肾，固精填髓等功效。

11. 龙眼肉酒

龙眼肉250克，置于2000毫升白酒中，密封浸泡30天后饮用。每日2次，每次10~20毫升。具有补益心脾、补血活血等功效。

12. 天门冬酒

天门冬60克，白酒500毫升。将天门冬用纱布包好，放入酒瓶内，浸泡1月即成。有润五脏、和血脉的作用。

13. 茯苓酒

茯苓60克，白酒500毫升。将茯苓切片装入纱布袋再放入酒瓶内，浸泡7日即成。有补虚益寿、强壮筋骨之效。

以上13方摘自《上海中医药报》。

14. 人参酒

将人参10~15克切片，浸于500克白酒内，蜜闭浸泡，每日振荡1次，两周后即可饮用。可补虚培元，强壮身体，延年益寿。（摘自《中国医药

报》）

15. 人参茯苓酒

将人参、生地黄、白茯苓、白术、白芍、红曲面各30克，川芎15克，桂圆肉120克，共研为细末，入布袋，置容器中，加入高粱白酒，密封，浸泡7日后，过滤去渣，取药液，加入冰糖250克，溶化后饮用。每次服15~30毫升，日服2~3次。有气血双补，健脾养胃作用，主治脾胃虚弱，形体消瘦者。

16. 双参酒

党参40克，人参10克，切成小段，置容器中，加入白酒500毫升，密封，浸泡7天后，即可服用。每次空腹服10~15毫升，每日早、晚各服1次。主治脾胃虚弱、食欲不振、疲倦乏力、肺虚气喘、血虚萎黄，津液不足等症。年老体虚者可经常服用。

17. 大黄芪酒

黄芪、桂心、巴戟天、石斛、泽泻、茯苓、柏子仁、干姜、蜀椒各90克，防风、独活、人参各60克，制天雄、芍药、制附子、制乌头、制半夏、细辛、白术、黄芩、栝楼根、山茱肉各30克。共制粗末，入布袋，置容器中，加入白酒4500毫升，密封，浸泡7天后即可饮用。初服30毫升，渐渐增加，日服2次。忌食猪肉、桃、李、生菜、生葱。具有益气助阳、健脾利湿、温经通络功用。主治内极虚寒为脾风。（摘自《健康之友》）

18. 黄精酒

黄精、苍术各200克，枸杞根、柏叶各250克，天门冬150克，糯米酒5升。先用500毫升煮上述诸药2~3小时后，去渣取液，将药液加入余酒中，再煮约30分钟后，用纱布过滤，装瓶备用。每日服2次，每次10~30毫升。能益血养脾，乌头发、胡须，养心气，减烦躁。主治虚劳羸瘦、面色萎黄、食欲不振、失眠多梦以及糖尿病和更年期综合征等。（摘自《保健医苑》）

19. 黄芪酒

取炙黄芪30克，用纱布包扎、缝合，置入容器，注入白酒500毫升，放在阴凉避光处保存。每天振动1次，浸泡10天即可饮用。每天1~2次，每次10~20毫升。可补脾气、治脾虚、提中气。适用于脾虚引起的气短乏力、体虚畏寒、久泻脱肛、胃下垂等症。阴虚火旺及糖尿病者不宜。（摘自《医药

20. 砂仁酒

砂仁30克，研为细末，装袋泡入黄酒500毫升中，4日后即成。日服3次，每次30~40毫升。主治消化不良。（摘自《大众健康报》）

21. 首乌酒

制首乌150克，洗净闷软，切成约1厘米见方的小块；生地150克，用淘米水洗净，切成薄片。2药同入10千克优质白酒中，密封，每隔3天搅拌1次。2个月后，滤去药渣即成。适合贫血、神经衰弱、病后体弱者服用。

22. 人参枸杞酒

配方：红参（或西洋参）20克，枸杞子350克，熟地100克，冰糖400克，优质白酒10千克。

制作：人参烘软切片，枸杞子除去杂质，用纱布袋装上扎口，备用。冰糖放入锅中，用适量水加热溶化至沸，炼至色黄时，趁热用纱布过滤，备用。药袋与酒共入容器，密封浸泡2个月，每日搅拌一下，泡至药味尽淡，用纱布滤去药渣，加入冰糖水即成。适应证：贫血、营养不良、神经衰弱、糖尿病、病后体弱等症。（摘自《上海中医药报》）

23. 黄龙酒

黄精、当归、枸杞、龙眼肉各100克，何首乌、酸枣仁、五味子各90克，共煎浓汁，加60度白酒，置容器中，密封2天即可服用。1日3次，1次20毫升。具有滋阴养血、理气安神作用。适用于失眠症。（摘自《家庭医生报》）

24. 桂熟酒

桂圆肉150克，熟地100克，当归身30克，枸杞子150克，红枣100克，菊花50克。共入布袋，置容器中，加入白酒2000毫升，密封浸泡30天，弃渣即可饮用。1日2次，1次25毫升。可补心肾，和气血，安五脏，壮筋骨，益筋髓，旺精神，润肌肤，悦颜色。（资料来源同上）

25. 白术酒

处方：白术150克，地骨皮150克，荆芥150克，菊花150克，糯米600克，酒曲30克。

制法：前4味药加水1500毫升，煎至减半，去渣，澄清取汁，酿米，酒曲

养生保健篇

拌匀,如常法酿酒至酒熟。

功能主治:温气散寒,祛风解毒。用于心虚气寒,心手不随。

用法用量:随量饮之,常取半醉,勿令至吐。(摘自《健康之友》)

26.仙灵二子酒

处方:淫羊藿30克,菟丝子30克,枸杞子30克。白酒500毫升。

制法:将前3味药捣碎,置容器中,加入白酒,密封,浸泡7天后,过滤去渣,即成。

功能主治:补肾壮阳。用于肾虚阳痿、腰腿冷痛等症。

用法用量:每次20~30毫升,日服2次。(资料来源同上)

27. 仙灵木瓜酒

处方:淫羊藿15克,木瓜12克,甘草9克,白酒500毫升。

制法:前3味切片,制容器中,加入白酒,密封,浸泡7天后,过滤去查,即成。

功能主治:益肝肾,状阳。用于阳气不振、性功能减退。

用法用量:每次15~20毫升,日服3次。(资料来源同上)

28.三味地黄酒

处方:生地黄100克,大豆(炒)200克,牛蒡根100克,白酒2升。

制法:上3味,共置于瓶中,用白酒浸泡5日后开启,去渣备用。

功能主治:补肾阴,祛风安神。用于肾虚心烦,关节疼痛。

用法用量:不拘时,随量饮之。(摘自《益寿文摘》)

29.五加皮酒

(1)处方:五加皮30克,枳壳(炒)20克,猪椒根皮30克,丹参20克,桂心(去粗皮)30克,当归(焙)30克,甘草(炙)40克,天雄(炮去皮脐)40克,秦艽(去粗皮、炒)40克,白鲜皮40克,木通40克,川芎50克,干姜50克,薏苡仁60克,火麻仁30克,白酒3升。

制法:以上药物切成薄片,如麻豆大,以绢袋盛贮,白酒浸之。浸泡7日即成。

功能主治:镇心安神,温中理气。用于治疗面色苍白,四肢不温。诸痉挛急,腹中绞痛。

用法用量:口服,每次50毫升,每日2次。(资料来源同上)

（2）处方：五加皮20克，枸杞皮20克，干地黄50克，丹参50克，石膏60克，杜仲60克，干姜10克，附子20克，白酒1000毫升。

制法：上药切碎或切薄片，以酒浸2日，滤渣备用。

功能主治：补肾填精，清热养心。

用法用量：每次30毫升，日服2次。（资料来源同上）

（3）用五加皮250克，泡于1500毫升高粱酒中，两星期后服用，每次15毫升，每天2次。

主治：风湿性筋骨痛以酸痛为主者。（摘自《健康生活报》）

（4）取刺五加生药200克，加入黄酒1000毫升中，每日摇动数次，浸泡10日后可饮用，每日1次，每次30~50毫升，常服可使中老年人身体强健。（摘自《中国医药报》）

30. 牛蒡松节酒

处方：松节120克，生地30克，肉桂10克，丹参30克，火麻仁120克，牛膝30克，生牛蒡根30克，白酒1升半。

制法：上几味捣碎，置于容器中，用白酒浸之，密封，经5日后开取，去渣备用。

功能主治：清热利湿。用于心神烦闷，足胫肿满，身重乏力。

用法用量：口服，每次饭前温服50毫升，每日3次。（资料来源同上）

31. 川芎酒（原名添寿酒或安心酒）

配方：川芎、何首乌、远志、石菖蒲各20克，白酒（45~50度）2000毫克。

制法：将上4药置入白酒中，密封，浸泡15天。

服法：口服，每晚睡前服30~100克。

功能作用：安神，软化血管。（北京瑶医医院院长相如）

32. 补肾固肾酒

配方：西洋参15克，九香虫15克，肉苁蓉90克，雌雄蚕蛹一对，蛤蚧1个（去头）。

制法：将上5药置入白酒中，密封，浸泡15天。

服法：口服，每日饮35克。（资料来源同上）

33. 女贞子酒

养生保健篇

（1）配方：女贞子50克，白酒500克。

制法：将药泡入酒中，密封，浸泡7天。

服法：口服，每日50克。

功能：补肾阴。（资料来源同上）

（2）取女贞子250克。冷浸法制之。每日早、晚各饮1次，每次空腹饮1~2小杯。可补肾滋阴，养肝明目。

主治：阳盛内热，腰腿酸软，头晕目眩，须发早白。

（3）女贞子1000毫克，泡米酒1千克，随时定量饮。可治神经衰弱、心烦失眠诸症。（摘自马风良著《中药学》）

注：凡有怕冷畏寒等阳虚症者忌服本药。

34. 淫羊藿酒

配方：淫羊藿50克，白酒500克。

制法：将药泡入白酒中，密封，浸泡7天。

服法：口服，每日50克。

功能：补肾阳。（资料来源同上）

35. 活血酒

配方：黄芪、地龙、当归、赤芍、川芎、桃仁和红花，前4味药各15克，后3味药各10克，浸泡于2千克白酒（50度以上）中，密封一月后即成。

服法：每天早、晚空腹服20毫升。

功能主治：高血黏、高血压、糖尿病、四肢麻木等。

36. 痹痛酊

配方：细辛 20克，制没药10克，白芷10克，三七20克，醋延胡索10克，木香10克，防风10克。

制法：将上述药物放在一起，用51度以上的白酒500毫升密封浸泡十几个小时后即可使用。第一次用完后还可以添酒浸泡再用一次。

功用：理气温阳、祛湿化瘀、通络止痛。

适应证：诸痹（颈椎病、肩周炎、腰肌劳损、风湿病、类风湿病、坐骨神经痛、滑膜炎、跟腱痛、腱鞘炎、软组织挫伤等）。加减：肩部痛加姜黄10克；腰部以上痛加桑枝20克；腰以下痛加川牛膝10克；腰脊部痛加枸脊20克；寒湿加羌活10克，独活10克；瘀重加红花10克；湿重加苍术10克；热重加秦艽15克；寒重加肉桂5克；关节屈伸不利加伸筋草15克，木瓜10克；肢麻加天麻15克；血虚去白芷加当归、鸡血藤各20克；颈椎痛加葛根20克；软组织挫伤加续断15克。

用法：适量涂搽患处，搽后用力稍搓至微热，1日2次，1周为1个疗程，一般1~5个疗程即可治愈。

注意事项：

（1）对酊剂过敏者禁用。

（2）皮肤破溃者不宜用。

（3）效果不明显者，应去医院检查其他原发病、器质性疾病。（资料来源《中国中医药报》）

37. 顽痹酒

制川乌9克，制草乌9克，金银花9克，苍术9克，乌梅9克，伸筋草9克，羌活9克，怀牛膝9克，乳香6克，甘草9克。将上药装入容器内，加白酒500毫升，密封其口，埋入地下3尺，7日后取饮，每次15毫升，早晚各1次，饭后服，一般2~3天见效，久服可治愈。

38. 腰痛酒

（1）杜仲酒：杜仲、干姜各12克，萆薢、羌活、细辛、防风、川芎、秦艽、制附片、肉桂、川椒各9克，五加皮、石斛各15克，天花粉、地骨皮、续断、桔梗、甘草各6克。将诸药择净，研细，放入白酒中，密封浸泡7天即成。每次服50毫升，每日3次，补益肝肾。适用于肾与膀胱虚寒，腰痛。

（2）萆仲枸根酒：萆薢、杜仲、枸杞根（地骨皮）各30克。将诸药研细，放入黄酒中，煮熟，每次100毫升，每日3次饮服。可补益肝肾，适用于腰痛。

（3）大豆酒：大豆1份，黄酒2份。将诸药择净，放入黄酒中煮熟，浸泡1周即成。每次50毫升，每日3次饮服。可补益肝肾。适用于腰脊苦痛，活动不利等。

（4）菊花酒：菊花、杜仲各500克，防风、制附片、黄芪、干姜、肉桂、当归、石斛各10克，紫石英、肉苁蓉各15克，萆薢、独活、钟乳粉各24克，茯苓9克。将诸药择净，研细，布包，放入酒瓶中，加入白酒适量，浸泡1周即成。每日饮服3次，每次30毫升。可祛风湿，散寒通络。适用于腰背里冷痛，食少羸瘦，面色无华，气短等。

（5）桃花酒：桃花、酒曲、大米各适量，酿酒服用。每次饮服50毫升，每日3次。可活血化瘀。适用于腰痛。

（6）肾着散：杜仲、肉桂各9克，甘草、干姜、牛膝、泽泻各6克，茯苓、白术各12克，诸药研细即成。每次18克，放入黄酒中，煮熟顿服，每日2次。可温肾健脾。适用于肾着病，腰痛沉重等。

（7）地黄花散：地黄花适量，研细备用。每次9克，每日3次。可补益肝肾。适用于肾虚腰痛。

（8）羊肾散：羊肾1个。将羊肾去臊腺，洗净，研细即成。每次9克，每日3次，温黄酒适量送服。可温阳补肾。适用于腰痛。（上述8方源自孙思邈《千金方》，从《民族医药报》转载）

39. 淫羊藿酒

（1）用淫羊藿120克切片，加白酒500毫升，泡4~5天开始服用。每次20毫升，每日服2次。可温补肾阳，祛风除湿。主治肢体麻木。（摘自《农村医药报》）

（2）淫羊藿、威灵仙、川芎、肉桂、苍耳子各30克。共为细末，每服3克，以温黄酒调服。主治游走性疼痛。（摘自《大众健康报》）

40. 威灵仙酒

（1）威灵仙50克，32度白酒500毫升。将威仙灵放入白酒中泡半小时，再一起入锅隔水炖半小时，过滤取药酒备用。每次服10~20毫升，日服3次。主治：风湿性关节痛。（摘自《医药星期三》）

（2）威灵仙50克，当归、细辛、姜黄、丹参、白芷、透骨草、自然铜、木瓜各15克，三七10克，冰片、紫草各5克，蜈蚣3条。先将上述诸药泡于2000毫升75%的酒精中，4天后过滤，药液装瓶收储。过滤后的药渣再用2000毫升的75%酒精浸泡4天后再次过滤，最后将2次制成的药液混合搅匀即可。用时取药酒适量揉涂增生椎体所对应的颈部两侧及肩部软组织，每天3次。（摘自《民族医药报》）

41. 桂枝酒

桂枝100克，当归、落地风、川牛膝各60克。上药共研细，与白酒混

合，放置阴凉处，每天摇动1次，10天后即可服用。每天25毫升，分2次服。主治肩周炎。（资料来源同上）

42. 云南白药酊（市场有售）

取云南白药适量，涂抹患处，用湿毛巾温热敷。每日2~3次，连续1~2周。主治肩周炎。（摘自《民族医药报》）

43. 中华跌打丸调酒

将中华跌打丸用白酒调为糊状，外敷患处，局部包扎，每日换药1次，连续1周。主治肩周炎。（资料来源同上）

44. 桂细酒

桂枝、细辛、川椒、红花、樟脑、乳香、没药、血蝎各5克，川芎、麻黄、艾叶各10克，加白酒适量，浸泡24小时后，外涂患处，每日2~3次，连续1周。主治肩周炎。（资料来源同上）

45. 风骨酒

配方：徐长卿15克，秦艽15克，威灵仙20克，桑寄生20克，川乌20克。

制法：①冷泡：将上药打粉，泡入白酒2千克中，密封15天即成。②热泡：将上药打粉，泡入白酒2千克中，上笼蒸20分钟，待凉即可服用。

主治：风湿骨病、跌打损伤等。

服法：每日饮用35克。（北京瑶医医院院长相如方）

46. 枸骨酒

取枸骨根250克，泡入500克白酒中，密封7天。每次服20~50毫升，每日早晚各1次。主治筋骨疼痛。（摘自《家庭卫生报》）

47. 三七酒

取三七5~10克，泡入300克白酒中，密封，浸泡7天后可用。用时以棉签蘸药酒，涂搽患处，每日涂搽2~3次。可活血通络，止外伤出血（轻伤），止皮肤干燥瘙痒，消除骨折手术后遗痛。（山纺医院樊珍爱提供）

48. 补骨脂酒

取补骨脂50克，浸泡在500毫升白酒中，1周后，每晚饮用1小盅。可温阳止泻。主治凌晨经常腹泻。（摘自《医药养生保健报》）

49. 凤仙花酒

养生保健篇

取鲜凤仙花30克,加白酒250毫升泡服。每次服15毫升,每天3次。治疗骨折疼痛。(摘自《医药卫生报》)

50. 当柏酒

当归、赤芍、生地、侧柏叶各100克,干姜90克,红花60克。放入75%的酒精3000毫升中,浸泡10天,过滤涂擦患处,每日3次。主治斑秃。(摘自《医药星期三》)

51. 侧柏叶酒

用适量侧柏叶浸泡于酒精中,7天后取药涂擦脱发处,每天1~3次。可治脱发。(摘自《医药星期三》)

52. 黑豆酒

取黑豆、黑芝麻、大枣、首乌、熟地各40克,当归、川芎各10克,加入米酒750毫升浸泡15~20天后,每次口服10毫升,每日3次。主治老年发白。(摘自《健康咨询报》)

53. 生地黄酒

取生地黄2500克,五加皮250克,牛膝250克。将牛膝、地黄以酒浸一宿,九蒸九晒,磨捣成细面,每日以温酒调服10克(与糕粥共吃也可),忌食生葱、萝卜、大葱。可补气血,益肝肾,强筋骨,能使人精力旺盛,健康长寿,白发变黑发。(资料来源同上)

54. 生当酒

生姜、当归、红花、川芎各10克,同浸于500毫升白酒中,一周后即可服用。每次饮酒10毫升,每日2次。可防治冻疮。(刘爱民)

55. 葫芦酒

苦葫芦子30克,捣碎置于净瓶中,以150毫升好酒浸之,一周后开封,去渣备用。用时取少许滴入鼻中,每日4次。可通窍。主治鼻塞、眼目昏等。(摘自《农村医药报》)

56. 无花果酒

取长得不嫩不老的无花果叶五六片,洗干净,切成碎末放容器里,倒入50度以上的二锅头酒150克然后加盖,浸泡1周后即可使用。用脱脂棉蘸酒轻轻擦抹全部患处,一天几回,酒用完再重新泡酒。(摘自《老年报》)

服用药酒应当注意的问题

1. 服用药酒应按服用药物对待。药酒绝不同于普通的酒，它含有药的成分，服用就应按药物对待。即严格因人、因时、对症、限剂、限量而用，最好在医师指导下服用。

2. 药酒以温饮为佳。药酒性偏热，又多在冬季服用，温饮能发挥酒的温通散寒、活血化瘀以及补益作用。

3. 药酒宜在饭前或空腹服。胃内容物极少，便于药物借酒之力迅速发挥药效。

4. 服药酒忌食。服补益药酒要忌食萝卜、葱、蒜、辣椒等，以免伤胃，影响药力或助热升火。

5. 年老体弱患病者禁服或慎服。年老体弱者，新陈代谢相对较缓慢，饮量宜小。肝功能不全、高血压患者、肺结核和严重心脏病的应当禁用或慎用。遇有感冒、发热、呕吐、腹泻等病症时暂不宜饮用。

养生保健篇